Sconfiggi l'Ansia
e Invita la Pace

piccoli Cambiamenti che fanno
la Differenza

Indice

Introduzione: Addio, ansia!

"La linea telefonica della mia mente è sempre libera per la pace, l'armonia, la salute, l'amore e l'abbondanza. E quando chiamano il dubbio, l'ansia o la paura è sempre occupata, così, in poco tempo, si dimenticano il mio numero." —Edith Armstrong

Soffri di attacchi d'ansia e di panico? Vuoi superarli e ottenere il controllo delle tue emozioni? Vuoi lasciare che l'ansia e il panico continuino a renderti schiavo dei tragici e debilitanti effetti che hanno sulla tua vita? NO??? Beh... Ottimo! Ora hai la possibilità di riprendere il controllo della tua vita e di fare qualcosa contro i demoni che hanno cercato di gestirla. È ora che tu esca dalla tua prigione!

Io l'ho fatto, e puoi farcela anche tu. Sei disposto a prendere un impegno con te stesso e renderti conto di avere nelle tue stesse mani il potere di cambiare? Se è così, congratulazioni! Hai appena fatto il primo passo verso il superamento dei tuoi attacchi d'ansia e di panico!

Nel condividere la mia storia, condividerò anche i passi che ho compiuto per far sì che l'ansia e il panico perdessero l'influenza che avevano sulla mia vita: come ho capito che cosa causava i miei attacchi e gli strumenti che ho usato per dire "addio, ansia!"

Perché non facciamo qualcosa?

Moltissime persone soffrono di attacchi d'ansia e di panico e non fanno nulla contro di essi. Ma agire è importante. Se rimani fermo dove sei ora, non cambierà mai nulla. Te lo chiedo di nuovo: "Vuoi restare fermo lì e permettere che l'ansia e il panico gestiscano la tua vita?"

Spero che tu sia pronto a cambiare, anche se comprendo che cambiare non è sempre facile. È più facile restare nella tua zona di sicurezza, in modo da poter incolpare altri o le circostanze dei tuoi attacchi d'ansia e di panico. Quando sono stata colpita dal mio primo attacco d'ansia, persino il medico non sapeva che cosa dire e, ovviamente, non era in grado di aiutarmi. Anche i miei genitori non sapevano che cosa fare, e pensavano che, arrivata a 20 anni, mi sarei fatta una risata ripensando a quegli attacchi. Perché non vedevano che soffrivo, che stavo male per davvero? E che cosa c'entrava la mia età? Avevo 16 anni.

> *Se vivere senza attacchi d'ansia e di panico è il tuo obiettivo, devi capire te stesso e quali sono le convinzioni che ti limitano.*

Moltissime persone non fanno nulla per controllare la propria condizione perché, per prima cosa, non comprendono veramente che cosa causi i loro attacchi. Io so che non lo capivo. Tuttavia, dobbiamo imparare di più su noi stessi per cambiare la nostra situazione e per liberarci per sempre dall'ansia. Non sarebbe meraviglioso?

Se vivere senza attacchi d'ansia e di panico è il tuo obiettivo, devi capire te stesso e quali sono le convinzioni che ti limitano. Una volta che avrai capito quali sono e che sarai disposto a lasciarle andare, la tua vita diventerà più gratificante. Pensa a quanto la vita potrebbe essere meravigliosa senza panico né ansia. Che cosa potresti fare se fossi libero dai tuoi limiti?

Io volevo liberarmi dai miei attacchi d'ansia e ho provato a parlarne con un amico di famiglia. Era uno psicologo ed era disposto ad ascoltarmi. Sembrava che capisse perché ero così spaventata. Il suo consiglio fu di ascoltare la mia voce interiore e di cercare di capire che cosa mi stesse dicendo. Ho scoperto che erano le mie convinzioni a impedirmi di liberarmi dall'ansia e dal panico. E poi? Che cosa dovevo fare? Dov'erano i miei limiti, e come potevo superarli? O sarebbe stato meglio trasformarli? Ma trasformarli in che cosa? Come vedi, mi sono sorte molte domande. E ancora non avevo una vera risposta.

Ad ogni modo, avevo imparato qualcosa.

Da dove viene l'ansia?

Il primo passo per liberarti dall'ansia e dall'angoscia che hanno controllato la tua vita finora è capire che cos'è l'ansia e da dove viene. Allora comprenderai il potere dei tuoi pensieri. Sì, ogni pensiero che produci ha il potere di migliorare o di peggiorare la tua vita. È una tua scelta, e ci sono molti metodi per liberarsi dai pensieri indesiderati.

Tutte le nostre emozioni partono dai nostri pensieri. Se continui a pensare alle cose che ti rendono ansioso, continuerai sicuramente a SENTIRTI ansioso rispetto a essi.

Se la tua attenzione è sempre rivolta a ciò che non vuoi, lo attirerai ancora di più. È così che funziona la Legge dell'Attrazione. Funziona sia in negativo che in positivo: viviamo maggiormente ciò su cui puntiamo l'attenzione.

Dobbiamo scegliere di puntare l'attenzione su ciò che vogliamo, piuttosto che su quello che NON vogliamo.

Con lo stress funziona allo stesso modo. È il modo in cui pensiamo agli eventi della nostra vita a causare lo stress. Se pensi in modo negativo, lo stress aumenta. Se riesci a invertire il tuo modo di pensare, lo stress diminuisce, e finirà per sparire.

Fortunatamente, dentro di noi c'è qualcosa che ci può aiutare. Si tratta del nostro sistema di guida emotivo.

Capirai se stai fissando l'attenzione su qualcosa di positivo o di negativo in base a come ti senti: se ti senti alla grande, ovviamente stai mettendo a fuoco delle cose positive; se sei giù di corda, ne stai mettendo a fuoco di negative.

Questo ci porta a un nuovo passo:

Cambia i tuoi pensieri per cambiare la tua vita

La prima cosa da fare è calmare la mente. Io ho raggiunto questo obiettivo attraverso la Meditazione Trascendentale.

La meditazione trascendentale, o MT, è un metodo semplice. Nel corso di una cerimonia, ti viene assegnato un suono sacro. Quello è il tuo mantra, e lo devi ripetere durante le tue sessioni di meditazione da 20 minuti, sia di mattina che di sera, in genere prima dei pasti. A volte 20 minuti sembrano ore, altre volte volano.

Questo metodo mira a calmare i tuoi pensieri. Ogni volta che un pensiero si manifesta, devi prenderne nota e poi lasciarlo andare. I pensieri che si presentano sono le tue tensioni, le quali cercano di interrompere la meditazione. È importante lasciarli andare. Vedrai che questo metodo ti aiuterà davvero a calmare i pensieri e la mente. Ti sentirai rilassato e dormirai anche meglio, nel caso avessi problemi d' insonnia.

Questo metodo è diventato il mio compagno di tutti i giorni e lo è stato per un periodo piuttosto lungo. I risultati sono stati veloci e molto incoraggianti. Ogni tanto gli attacchi d'ansia e di panico mi colpivano ancora, ma erano meno forti, fino a quando, a un certo punto, sono scomparsi.

Esistono altri metodi che puoi usare per calmare i pensieri, fra cui diversi tipi di meditazione inventati da guru indiani. C'è anche un metodo semplice, creato dal farmacista francese Emile Coué. Io l'ho provato e posso confermare che aiuta. Coué ha scoperto che una semplice frase può calmare i tuoi pensieri, se ripetuta con continuità. La frase è: "Ogni giorno vado di bene in meglio. E anche meglio del meglio."

Quando l'ansia aumenta, è molto importante cambiare i tuoi pensieri, al fine di liberarti dall'impatto negativo dello stress. I metodi che ho nominato sono tutti piuttosto potenti: si possono usare non solo quando l'ansia fa la sua comparsa, ma anche nel corso della giornata, ogni volta che hai un momento, e aiutano a mantenere calmi i tuoi pensieri.

Strumenti per superare le convinzioni limitanti e i traumi

Prendere coscienza delle tue convinzioni limitanti è sicuramente il primo passo per liberarti e dire "addio, ansia!". Una volta capito che cosa ti blocca, puoi liberarti delle tue convinzioni limitanti. Esistono diversi metodi che puoi usare da soli o in combinazione con altre tecniche.

Molti di questi strumenti sono studiati per aiutarti a rilasciare i blocchi energetici causati dallo stress. Tutto e chiunque nell'universo è energia. Non esiste l'energia positiva o l'energia negativa: tutto dipende dal valore che noi diamo a questa energia. L'energia non può essere né creata né distrutta, ma può venire bloccata, e quando questo accade possiamo provare sintomi di malessere e angoscia.

Tutti noi, nel corso della vita, viviamo eventi che ci portano a provare dello stress. Lo stress può svilupparsi quotidianamente e avere un impatto immediato, oppure un effetto a lungo termine. Ad ogni modo, noi abbiamo il potere di liberarci di questo stress quotidiano. Esso non deve per forza danneggiarci. Alcune tensioni possono semplicemente venire trasformate in energia positiva che ci aiuterà nel nostro cammino verso la liberazione.

Un metodo che sta riscuotendo sempre più successo nel mondo è quello della EFT, che sta per Emotional Freedom Technique (tecnica della libertà emotiva). Questo metodo è facile da apprendere, può essere usato da tutti, e a volte dà risultati immediati. Aiuta a liberarsi dalle convinzioni limitanti che abbiamo sviluppato durante l'infanzia e che continuano a causare stress e ansia nelle nostre vite.

> *Non esiste l'energia positiva o l'energia negativa: tutto dipende dal valore che noi diamo a questa energia*

Spesso viene chiamata "agopuntura psicologica" senza gli aghi. Puoi ottenere maggiori informazioni sulla EFT consultando il sito *www.EFTuniverse.com.* oppure *www.eft-italia.it*

Un altro metodo si chiama Quick Remap. Si basa sui

punti dell'agopuntura come la EFT, ma coinvolge punti che sono ancora più potenti. Per maggiori informazioni visita il sito *www.remap.net*.

Un terzo metodo si chiama Age Gate Therapy (o cronoriflessologia spinale) e lavora sulla spina dorsale e su alcune vertebre. Se sai quando la tua ansia ha iniziato a manifestarsi, potrai fare un trattamento con la luce bianca sulle vertebre connesse con l'età che avevi quando l'ansia si è presentata per la prima volta. Questo metodo può risalire addirittura ad ansie collegate ai tuoi antenati! Infatti, le radici delle nostre ansie e degli attacchi di panico sono nascoste nel nostro subconscio, e solo il loro risultato appare in superficie. Anche se questa terapia non rientra ancora fra le terapie alternative più in voga, può essere estremamente efficace, e vale la pena di provarla se altre metodologie non riescono ad alleviare i sintomi che presenti. *(www. cronoriflessologia.blogspot.com)*.

Ansia e bassa autostima

Le tue ansie potrebbero essere il risultato di traumi che hai subìto durante l'infanzia. Dietro ad esse potrebbero esserci abusi di ogni genere, il cui risultato è molto spesso una bassa autostima. Ti suona familiare? Ad ogni modo, quando abbandonerai le convinzioni che non ti servono più, la tua autostima inizierà a crescere e imparerai a fidarti di te stesso. Gli eventi che ti causavano stress saranno più facili da gestire.

Al fine di scoprire di più sulle mie convinzioni

> *quando abbandonerai le convinzioni che non ti servono più, la tua autostima inizierà a crescere e imparerai a fidarti di te stesso*

limitanti e sulla mia bassa autostima ho cominciato a cercare il mio scopo nella vita. Ho letto libri e partecipato a conferenze e seminari. Ero insaziabile: non avrei smesso finché gli attacchi di panico e ansia fossero continuati.

Un giorno, mentre seguivo un seminario che non era direttamente collegato con le mie ansie o il mio scopo nella vita (o almeno così pensavo!), ho improvvisamente capito quale fosse il mio scopo nella vita. Il seminario era sul Feng-Shui, le energie che ci circondano. Quelle energie che possiamo dirigere affinché ci aiutino e ci supportino invece che ostacolarci. Stavamo meditando quando capii che potevo dare il mio tempo ad altri per aiutarli a vivere una vita migliore. Ho anche compreso che, se non avessi mai sofferto io stessa di attacchi d'ansia e di panico, non avrei mai trovato il mio scopo nella vita. Non è meraviglioso?

Ho capito che tutto, nella vita, ha un significato. Tutto quello che accade nella vita di una persona avviene per aiutare quella persona a capire qualcosa. Nella maggior parte dei casi, questo "qualcosa" è una cosa importante.

Non prenderti troppo sul serio

Uno dei modi migliori per ridurre il tuo stress e l'ansia è imparare a non prenderti troppo sul serio. Quando ho compreso il potere delle risate sono stata in grado di ridere di me stessa e degli eventi della vita. Sono stata liberata dall'autocondanna e dall'ansia che essa portava con sé.

Sì, è meglio ridere e non considerare ogni piccola sfida che ci si presenta di fronte come fosse la fine del mondo. NON è la fine. Potrebbe addirittura essere l'inizio del tuo miglioramento. Sii capace di ridere di ciò che ti succede. È più facile superare gli avvenimenti se non pensi che siano un dramma.

Leggi libri divertenti, guarda delle commedie, ridi tanto. Fai un corso di teatro, come fece un mio cliente. Attraverso il movimento, le risate e gli esercizi che gli ho assegnato è stato in grado di guarire da un'ulcera allo stomaco e di trovare una soluzione allo stress giorno dopo giorno.

Ridere fa bene all'umore e alla salute in generale. Sai che un medico è riuscito a curarsi leggendo storie divertenti? Era gravemente malato ma guarì grazie alla "terapia della risata".

Imparare a guarire te stesso attraverso l'amore e il perdono

Sei nato per essere il guaritore di te stesso. Tutti noi abbiamo un potere curativo dentro di noi. Lo sapevi? È tuo e lo puoi usare. Lo puoi sviluppare e renderlo sempre più forte. Puoi guarire te stesso, imparare a guarire gli altri e persino aiutare gli altri a guarire se stessi.

Guarire non significa solo sbarazzarsi del dolore fisico, ma anche del dolore psicologico, che a volte è anche peggio del mal di denti. La guarigione comprende anche creare le relazioni giuste, ottenere un lavoro migliore o guadagnare di più. Tutte queste cose si possono apprendere grazie al nostro potere di guarigione.

E il passo più importante per guarire te stesso è imparare ad amare e perdonare te stesso e gli altri.

Un giorno sono stata colpita da questa consapevolezza: sarei stata in grado di dire "addio, ansia,!" solo se fossi stata capace di accettarmi. Di amarmi e di perdonarmi. A molti di noi è stato insegnato che amare se stessi è sbagliato. Tuttavia non possiamo incolpare i nostri genitori per non averci insegnato ad amare noi stessi. Anche loro non se ne intendevano: nemmeno a loro hanno insegnato come fare. Ma non c'è altro modo: dobbiamo amare noi stessi e perdonarci. Questo è il passo più forte, anche se spesso è il più difficile.

E una volta che amiamo e perdoniamo noi stessi possiamo amare e perdonare gli altri. Io ho dovuto perdonare tutti quelli che non avevano capito la mia sofferenza e che avevano pensato che mi immaginassi le cose o che desiderassi solo la loro attenzione. Sapevo che, se avessi continuato a pensare all'incapacità altrui di capirmi, essa avrebbe continuato a farmi male. Ho capito che nulla mi avrebbe più disturbato, una volta perdonati gli altri.

Tutti noi abbiamo un potere curativo dentro di noi

Potresti sentire di non voler perdonare coloro che ti hanno fatto del male per tanto tempo, ma è una cosa della massima importanza. Siamo noi a trarre il massimo vantaggio quando amiamo e perdoniamo gli altri. Pensaci: non abbiamo il potere di cambiare gli altri. Possiamo solo cambiare noi stessi. Possiamo scegliere di amare e perdonare gli altri per aiutare il nostro processo di guarigione. Per ottenere ulteriori informazioni su un meraviglioso processo di guarigione detto Qigong, visita il sito www. springforestqigong.com.

L'amore deve essere la forza motrice delle nostre vite. Se soffri di ansia, però, non c'è posto per l'amore. L'ansia, infatti, è il contrario dell'amore. Perché? Perché l'ansia è assenza di fiducia. Quindi accetta te stesso. Ama te stesso. Perdonati per aver permesso all'ansia di entrare nella tua vita. Perdona coloro che ti hanno ferito. Nell'imparare ad accettare, amare e perdonare, imparerai a fidarti di te stesso. Queste azioni ti libereranno completamente. Non dipenderai più dalle decisioni degli altri, non ti serviranno più le conferme degli altri. Sarai completamente libero. Il tuo cuore e la tua mente troveranno la pace.

Goditi il viaggio

Il viaggio per allontanarti dall'ansia sarà emozionante. Esistono molti modi di superare le ansie, gli attacchi di panico e lo stress. Scegli quelli migliori per te. Puoi essere assolutamente sicuro di poter guarire te stesso. Ma anche avere una guida aiuta, qualcuno che ci è già passato, come me.

Io ho trovato il mio scopo nella vita: aiutare gli altri a diventare liberi e fiduciosi. Liberi dall'ansia, liberi di ricevere tutto ciò che vogliono dalla vita. Fiduciosi di avere il supporto dell'Universo. Questa è la verità. Ora *La vita non deve essere una lotta. Siamo destinati a goderci il viaggio.* è il tuo turno di impararla ed applicarla. E sai che c'è? Se vuoi, puoi contattarmi direttamente e io lavorerò con te privatamente.

La vita non deve essere una lotta. Siamo destinati a goderci il viaggio. La vita ci è stata donata perché la viviamo appieno. Se lotti con l'ansia, non vivi con gioia. Sei pronto a dire "addio, ansia!" e a vivere con gioia? Spero che risponderai "Sì!"

L'ansia, un nemico reale

"La nostra ansia non toglie dolore al domani, toglie solo forza all'oggi" —Charles Spurgeon

Congratulazioni per aver deciso di leggere questo libro!

Da persona che ha attraversato periodi di estrema ansia, capisco che ciò che stai passando è una delle cose più difficili che si possano vivere.

L'ansia è un'emozione estremamente spiacevole, e può arrivare all'improvviso o crescere gradualmente d'intensità. È invasiva e logorante. Presto ti accorgi che, pur nascendo come un problema puramente privato e personale, può ripercuotersi sulle tue relazioni, sul tuo lavoro e persino sulla tua salute. Ben presto, sembra andare ben oltre la tua capacità di controllo.

Voglio incominciare questo libro confermando la realtà di ciò che provi in questo momento

Ciò che rende l'ansia ancora più difficile da gestire è il fatto che sia un'esperienza diffusa e soggettiva al tempo stesso: molte volte non sai descrivere cosa ti sta succedendo e non riesci a spiegare da dove venga il tuo disagio. Come puoi dunque far capire alle persone che ti circondano qualcosa che non possono vedere?! Come puoi far capire agli altri qualcosa che persino tu fatichi a capire?!

Un osservatore casuale potrebbe essere portato a giudicarti eccessivo nelle reazioni, troppo emotivo o debole, o peggio, semplicemente pigro e in cerca di attenzioni. Potrebbero accusarti di esserti semplicemente inventato un problema, e dire che è tutto nella tua testa e che stai fingendo. Quando questo accade, cominci a chiederti se c'è qualcosa che non va in te e pensi che forse sei davvero matto o in qualche modo sbagliato.

Non sei matto, e non c'è niente che non va in te.

Voglio incominciare questo libro confermando la realtà di ciò che provi in questo momento. L'ansia si manifesta in molte forme diverse e a vari livelli d'intensità, ma è un fatto reale e affligge moltissime persone in tutto il mondo, ogni giorno. E sì, può essere paralizzante e impedirti di avere la vita che meriti.

L'ansia logorante è un nemico reale.

Definiamo l'ansia

Sarebbe meglio iniziare definendo che cos'è l'ansia.

L'ansia è un'emozione universale. Quasi tutti hanno avvertito un certo grado di ansia in qualche momento della vita. Coloro che non hanno assolutamente mai provato ansia nella loro vita sono eccezioni estremamente rare... Forse, non esistono nemmeno!

Mentre i segni e i sintomi dell'ansia cambiano da persona a persona, è generalmente riconosciuto che l'ansia consiste in una serie di emozioni spiacevoli. La parola ansia deriva dal latino anxietas e/o anxius, le cui radici significano 'stringere', 'strangolare' o 'essere oppresso dal dolore'. È una sensazione di inquietudine e apprensione, in genere nei confronti di qualcosa che deve ancora avvenire.

L'effetto dell'ansia sulla persona può essere percepito a diversi livelli. Il tuo corpo può sentire la tua ansia tramite dolori, rigidità muscolare, nausea, vomito, brividi, senso di oppressione al petto, difficoltà respiratorie e addirittura emicranie da tensione. A livello mentale, l'ansia si manifesta con confusione, difficoltà di concentrazione, disturbi della memoria, iper-vigilanza e pensieri ossessivi. Può anche essere accompagnata da emozioni quali rabbia, depressione, irritazione e paura di cose come perdere il controllo o morire.

In generale, l'ansia è un disagio legato a una minaccia non identificata; la sensazione sembra vaga e indefinibile. Quando questo disagio ha un oggetto definito, solitamente viene indicato con il termine paura anziché ansia.

È sbagliato provare ansia?

Se quasi tutti provano ansia, significa che tutti sono problematici?

Ovviamente, la risposta è 'no'.

L'ansia è amorale, non è né giusta né sbagliata. Dal momento che di solito non scegli di avere l'ansia - arriva e basta! - non puoi venire accusato di avere la piena (parziale, forse) responsabilità di produrre l'ansia nella tua vita. L'ansia non arriva a comando, è istintiva. Tuttavia, alcune cose che facciamo mantengono alto o intensificano il livello di ansia nella nostra vita.

L'ansia, infatti, può essere considerata una reazione normale di fronte a un potenziale pericolo; segnala che c'è la possibilità di farsi male e che dobbiamo proteggerci con la lotta (affrontando di petto il problema) o la fuga (aggirando il problema).

Essendo un istinto, è probabile che sia qualcosa che ci è stato trasmesso socialmente e/o geneticamente dai nostri antenati. Si può dunque immaginare che alcune paure e ansie abbiano aiutato i nostri antenati a sopravvivere: una sana paura degli animali selvatici li ha probabilmente aiutati a vivere senza farsi sbranare, così come una sana paura di separarsi dalla famiglia – quella che oggi gli scienziati chiamano ansia da separazione dei bambini – ha evitato ai piccoli di patire la fame una volta lasciati a cavarsela da soli. Queste paure hanno tenuto in vita la razza umana.

Lo stesso vale per noi oggi. Immagina se non avessimo paura delle cose pericolose! Ci butteremmo semplicemente in situazioni ad alto rischio con poco riguardo per noi stessi o per il possibile danno che ne potrebbe derivare alle persone attorno a noi.

Una ragazza giovane che non prova ansia nel camminare in un quartiere pericoloso nel cuore della notte ha un serio problema. Altrettanto si potrebbe dire di un uomo anziano che non prova ansia nei confronti degli effetti di un'assunzione eccessiva di grassi sulla salute, anche quando già avverte tutti i sintomi dell'ipertensione! Se non provassimo l'ansia, potremmo morire senza preavviso!

Il fatto è che abbiamo bisogno di avere paura delle cose che non ci farebbero bene, altrimenti non ci penseremmo due volte prima di buttarci a capofitto in situazioni le cui conseguenze non ci piacerebbero. Da questo punto di vista, in effetti, la reazione anormale è non provare ansia quando il pericolo ti guarda dritto negli occhi.

Quando, dunque, possiamo considerare l'ansia un problema? Ci sono tre casi principali: quando l'ansia è inappropriata, quando l'ansia è eccessiva e quando l'ansia è cronica e ricorrente.

Guardiamo ora ognuno di questi casi un po' più da vicino. Il primo segno che l'ansia è problematica è quando è inappropriata. Questo significa che una persona prova inquietudine e apprensione anche in situazioni in cui non c'è nulla da temere,

Quando, dunque, possiamo considerare l'ansia un problema? Ci sono tre casi principali: quando l'ansia è inappropriata, quando l'ansia è eccessiva e quando l'ansia è cronica e ricorrente.

quando non c'è nessun pericolo chiaro e imminente per sé o per gli altri. Può anche significare che, seppure la paura sia appropriata, il suo grado è oltremodo esagerato.

Prendiamo ad esempio l'ansia che deriva dall'incontrare persone nuove. Alcuni individui hanno talmente paura di presentarsi agli sconosciuti che evitano tutte le occasioni sociali e sudano copiosamente anche solo al pensiero di iniziare una conversazione! Se ci riflettiamo razionalmente, di che cosa c'è da aver paura nel conoscere gente nuova? La reazione appare estrema se confrontata con l'evento scatenante.

Il miglior modo per valutare se l'ansia sia appropriata o no è mettere a confronto le tue paure con quelle della popolazione generale. Se la maggior parte della popolazione prova un'ansia da minima a nulla nei confronti di quello che la scatena in te, allora è possibile che l'ansia che provi sia inappropriata e potenzialmente problematica.

È più probabile che l'ansia sia inappropriata quando l'oggetto della paura è qualcosa di psicologico piuttosto che un pericolo fisico. La paura di perdere credibilità, di rendersi ridicoli, di perdere la stima degli altri, sono tutte paure reali ed appropriate che possono facilmente diventare esagerate.

Il secondo segno che indica che la tua ansia è problematica è quando l'ansia è troppa. 'Troppa' vuol dire che l'intensità dell'ansia supera la tua capacità di affrontarla, al punto di influenzare la tua vita sia privata che lavorativa e le tue relazioni, la tua produttività e la tua soddisfazione interiore.

Quando l'ansia è troppa, solitamente compaiono ossessione e paralisi. Ossessione significa che non pensi ad altro se non all'oggetto della tua ansia e che questi pensieri si intromettono nel tuo quotidiano nonostante gli sforzi fatti per non pensarci. Paralisi significa che ti blocchi nello svolgimento dei tuo compiti e che ti trovi nell'impossibilità di avere un rendimento adeguato – in altre parole, l'ansia è debilitante. Quando questo succede, l'ansia va affrontata immediatamente.

Il contrario dell'ansia debilitante è l'ansia agevolante; questo è il tipo di ansia che aiuta invece di ostacolare. Ad esempio, alcuni individui funzionano meglio quando sono in ansia: ci sono atleti che pensano che una certa quantità di nervosismo prima di una partita dia loro una scarica di adrenalina supplementare; alcuni uomini d'affari trovano che l'ansia prima di un affare importante li aiuti a rendere meglio, che li motivi a fare quello sforzo in più. Se sei riuscito a incanalare la tua ansia in modi che la rendono più produttiva per te, allora l'ansia diventa una cosa più funzionale che disfunzionale.

Da ultimo, un segno che l'ansia è già problematica è quando questa è cronica e/o ricorrente. Se la tua ansia ti accompagna da molto tempo, è probabile che continuare a tenere per te questo problema non aiuti. O forse ci sono nuovi modi di affrontarlo che devi imparare. In genere, cronicità e pervasività sono segnali di gravità.

A volte l'oggetto dell'ansia cambia nel corso degli anni; magari quando eri più giovane avevi paura di parlare in pubblico e, con il passare degli anni, questa è diventata paura della folla in generale. Di solito questo significa che stai trasferendo la tua paura a un altro oggetto, ma che non ti sei mai veramente liberato dell'ansia.

Ti farebbe bene fare un po' di autovalutazione: la tua ansia è appropriata? È troppa? È di natura cronica e ricorrente?

Quali aspetti della tua ansia la rendono ancora più difficile da gestire?

Se gestita male, l'ansia limita il libero fluire della vita e la nostra capacità di crescere come persone.

La parte peggiore dell'ansia non è il suo essere spiacevole. La parte peggiore dell'ansia è che ti impedisce di progredire e ti blocca.

Tutti noi vogliamo crescere nella vita. La nostra vita emotiva, mentale e spirituale dovrebbe evolvere naturalmente, così come fanno i nostri corpi nel corso del tempo. Ciò vuol dire che ogni giorno è un'esperienza formativa. Interagendo con il mondo e le persone intorno a noi otteniamo dalla vita dei riscontri riguardo a ciò che dovremmo fare per raggiungere le nostre più alte potenzialità.

E dobbiamo fare esperienza della vita in modo DIVERTENTE! Questo processo di apprendimento quotidiano non è fatto per essere oppressivo e forzato. Piuttosto, è pensato per essere un viaggio piacevole. Un'esperienza liberatoria. Il modo in cui possiamo imparare e crescere nella vita è semplicemente usare la nostra naturale inclinazione a esprimere noi stessi liberamente – senza paura o inibizioni! La vita non è tutta sofferenza e duro lavoro, anzi: l'antica saggezza ci dice che veniamo al mondo per goderci la vita, non per preoccuparci.

Pensa allo sviluppo dei bambini: nella fase dei primi passi non imparano a conoscere il mondo che li circonda dai libri, né da un genitore particolarmente autoritario, ma dall'innata curiosità di toccare il mondo e capire come funzionano le cose. I bambini piccoli rompono apposta i vasi solo per vedere se è possibile romperli! Imbrattano le pareti della propria stanza solo per esprimere quello che hanno per la mente. Dicono tutto quello che pensano senza curarsi dei giudizi. Poiché navigano senza paura per il mondo, imparano che cosa hanno da offrire al mondo e che cosa il mondo ha da offrire a loro. Attraverso l'esplorazione imparano anche i propri limiti. Ed è così che la loro personalità cresce.

> **Più pensi all'ansia, più resti intrappolato in ulteriore ansia.**

Tutto ciò che pensi ha come risultato un fatto.

L'ansia debilitante ci impedisce di esplorare e allargare i nostri orizzonti. Ci porta a concentrarci su ciò che stiamo provando, piuttosto che su ciò che possiamo ottenere se accettiamo il rischio. L'ansia è il tuo nemico perché ti deruba di quella che potrebbe essere una buona qualità di vita.

Mentre subisci le varie fasi dell'ansia, la tua unica preoccupazione è uscire da quella situazione. Paradossalmente, più pensi a sfuggire dall'ansia, più diventi ansioso.

Più eviti le situazioni che ti provocano ansia, più se ne presentano. E quando fallisci nel gestire la tua ansia, la brutta sensazione diventa cento volte peggiore. Questo può essere particolarmente allarmante perché spesso, al di là dell'ansia in sé, la gente fa ricorso a modi disfunzionali di affrontare l'ansia, quali bere, assumere droghe e alcol o diventare disperatamente dipendenti da altri.

Se alcuni di voi lettori provano non solo ansia, ma anche un po' di frustrazione, lo capisco. Tutti voi dovete aver provato altri metodi per gestire l'ansia prima d'ora, per poi scoprire che non funzionano. Questo potrebbe essere un problema che avete da moltissimo tempo. Non mi sorprende che possiate essere un po' scettici. Va bene così.

Ora posso dirti senza mezzi termini che c'è una via d'uscita dal circolo dell'ansia. Questa soluzione, però, presuppone un radicale cambiamento nel tuo modo di pensare. Devi rivalutare non solo il tuo modo di reagire all'ansia, ma anche il tuo approccio alla vita e all'ansia stessa.

Mentre le forme gravi di ansia, accompagnate da altre malattie fisiche o mentali, richiedono l'aiuto di uno specialista e forse dei farmaci, le forme più lievi possono essere facilmente superate con l'aiuto di varie tecniche che sono note da secoli, ma che per lo più sono sconosciute agli occidentali.

Questi metodi sono ora stati semplificati per essere usati dagli occidentali o, più specificamente, degli Americani. Esistono poi metodi sviluppati da Europei, Americani e altri occidentali per aiutare chi soffre di ansia o di altri disturbi psicologici invalidanti. Qui esploreremo diverse di queste tecniche.

Fai del superamento dell'ansia la tua verità personale. Sembra difficile, ma vedrai: sarà un viaggio gioioso.

E sarai per sempre felice di averlo intrapreso.

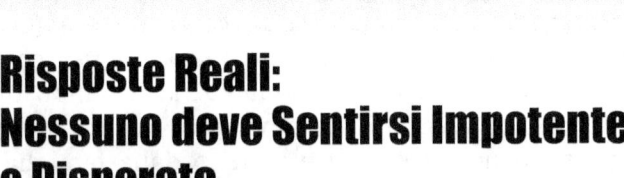

Risposte Reali:
Nessuno deve Sentirsi Impotente
e Disperato

"La felicità non è il brillante apice di anni di dura lotta e di ansia. È una lunga successione di piccole decisioni di essere semplicemente felici nel momento presente" —J. Donald Walters

H ai sempre una scelta.

È facile cadere nella trappola della disperazione e dell'impotenza quando si combatte l'ansia. Di fatto, l'ansia è come una voce nella tua testa che non tace mai; ti dice che non sei bravo abbastanza, che non sei competente abbastanza, che per te è meglio restare entro confini ristretti piuttosto che esplorare il mondo. Ma, alla fine, questi messaggi interni non sono altro che rumore. Non ti definiscono totalmente come persona... a meno che, ovviamente, tu non glielo lasci fare!

È facile cadere nella trappola dell'insicurezza, specialmente di questi tempi. La vita moderna ci ha spinti in un mondo in cui, sebbene possiamo avere tutte le comodità della tecnologia, abbiamo perso il nostro fondamentale legame con le persone e con la natura. Paradossalmente, in un mondo in cui, in teoria, siamo più connessi e più sicuri, in realtà siamo più soli e più incerti.

Mentre il mondo si urbanizzava e le città e i paesi crescevano, noi abbiamo perso la rete sociale che avevamo quando vivevamo in piccole comunità. Oggi la vita è così rapida e frenetica che abbiamo a malapena il tempo di sederci e conoscere meglio i nostri vicini e gli amici. La maggior parte di noi vive inoltre lontano dalla famiglia, nostro rifugio e fonte di conforto. Ancor peggio, con la quantità di problematiche con cui la vita famigliare deve confrontarsi oggigiorno, con divorzi sempre più frequenti, non è inusuale che ci siano momenti in cui sentiamo la mancanza di un naturale sostegno nelle nostre vite.

Ci siamo allontanati dalla natura. Hai mai visto nascere un vitellino? La maggior parte di noi no. Osi passare un intero pomeriggio sotto un albero, godendoti la brezza e basta? Probabilmente no. Ma la nostra unione con la natura è una parte essenziale della nostra innata capacità di rilassarci. In questo momento, vivendo in una moderna città, il mondo sembra un luogo freddo e automatizzato. Abbandonato il nostro ambiente naturale ci siamo resi insensibili alle meraviglie di ogni giorno. Siamo diventati creature puramente pensanti, concentrate sulla prossima cosa da fare.

Non c'è da stupirsi, quindi, che il nostro sviluppo ci abbia portato a essere una generazione così incline all'ansia! Al giorno d'oggi non abbiamo fonti di sicurezza, né sistemi di supporto, né metodi noti per alleviare lo stress. E anche se tutto questo sembra avvenire al di fuori di noi, alla fine influisce in modo significativo anche sulle nostre riserve di sicurezza interiore. Più il mondo diventa isolato, più noi ci sentiamo insicuri.

Un nuovo paradigma

Al fine di essere in grado di superare l'ansia con successo, dobbiamo ampliare la nostra comprensione e conoscenza di noi stessi e del mondo intorno a noi.

La società, e verosimilmente la nostra stessa educazione, ci hanno probabilmente insegnato che alcune cose sono più potenti di noi in questa vita, e che quando ci troviamo faccia a faccia con queste cose più potenti la nostra unica scelta è arrenderci. In effetti, anche se magari non ce ne accorgiamo, potremmo vedere le nostre vite come qualcosa di molto simile a una lotta di potere: una competizione in cui essere i migliori, una battaglia per sopravvivere. Di fronte ad una nuova sfida ci troviamo a chiederci: come posso vincere? Come posso essere più forte di questo nuovo nemico?

Nel contesto dell'ansia, quando qualcosa ci fa sentire malissimo e spaventati, la nostra prima reazione è di ribellarci. Se, ad esempio, tornare a scuola ci rende ansiosi, il nostro impulso è di reprimere l'ansia, oppure di trovare modi per combattere l'idea di tornare a scuola: i nostri genitori sono troppo cattivi a farci andare, la società è troppo severa nei suoi standard! Ma noterai che più tempo impieghi a difendere te stesso, più tempo, attenzione e concentrazione dedichi all'oggetto della tua ansia. Presto ti troverai talmente intrappolato in una lotta a tempo pieno contro le cattive sensazioni, che non riuscirai quasi a pensare a nient'altro.

Non devi vedere la vita come una lotta di potere. Ecco perché:

L'intero universo è energia

Il mondo non ti sta attaccando. L'universo non ti dà la caccia. Le circostanze della tua vita non sono fatte per farti stare male; L'universo non prende – e non può prendere – decisioni del genere. L'universo è un' entità moralmente neutra: si muove, ma non dà giudizi.

Tutto, nel mondo, non è altro che energia, comprese le cose che vediamo e anche quelle che non vediamo. I nostri pensieri sono energia, il nostro corpo è energia, le nostre bevande sono energia, persino l'arredamento è energia.

E cerca di capire questo: anche le nostre ansie non sono altro che energia.

L'energia in quanto tale non è né buona né cattiva, né positiva né negativa. È semplicemente ciò che noi pensiamo che sia. Sono i nostri pensieri a dare un valore all'energia.

Può essere difficile da comprendere se è la prima volta che ne senti parlare, non è un'idea molto comune. Ma prenditi del tempo per rifletterci sopra. Ora, pensa ai tre principali oggetti della tua ansia: quali sono le cose che ti fanno sentire apprensivo e inquieto?

Dopo averci pensato, fai una lista dei molti modi in cui pensi all'oggetto della tua ansia: che cosa lo rende terrificante? Che effetto ha su di te? Fai più riflessioni che puoi sull'oggetto della tua ansia.

Quando hai finito, riconsidera la tua lista ed esamina gli elementi uno per uno. Ci sono buone probabilità che ti siano venute in mente tonnellate di cose negative! Ad esempio, se l'oggetto della tua ansia è frequentare nuovamente qualcuno dopo una separazione, forse sei diventato ansioso perché pensi di poter venire ferito nuovamente. O forse, dentro di te, pensi di non essere abbastanza attraente e simpatico. È anche possibile che non ti senta ancora pronto a tornare sul mercato dei single.

Ora chiediti: "Devo davvero pensare queste cose in questo modo?" Queste cose sono davvero negative o sono io a renderle negative in base al mio pensiero? C'è modo di vederle, se non positivamente, almeno in modo neutro?

Se pensiamo a tutto come energia, sappiamo che è nostra responsabilità cambiare la percezione che ne abbiamo, e quindi il modo in cui ci influenza. Scegli di essere influenzato positivamente o negativamente? Sicuramente la logica ci direbbe che essere influenzati positivamente è più utile e certamente più vicino a ciò che la vita dovrebbe essere.

Energia significa vibrazioni

Un altro punto importante da ricordare è che l'energia non è mai statica e inanimata; essa è sempre capace di influenzare le cose attorno a sé. Il calore, ad esempio, può essere confinato in una sezione di una grande stanza, ma, se lasciato da solo abbastanza a lungo, può scaldare l'intera casa...o addirittura ridurla in cenere.

L'energia può riempire ogni spazio del mondo, ogni angolo della tua casa e ogni cellula del tuo corpo, così come ogni pensiero che tu possa formulare. Messo in relazione con il concetto di ansia come energia, questo significa che più continui a preoccuparti per la tua ansia, più crei altra ansia.

Tutto ciò ha senso anche dal punto di vista neurologico, poiché i ricercatori sostengono che i nostri pensieri sono organizzati in reti raggruppate fra loro per mezzo delle sensazioni. Così, più pensiamo all'ansia o a qualcosa che la causa, più inneschiamo situazioni che ci provocano ansia. Quando accogliamo regolarmente nella nostra mente i pensieri legati all'ansia perdiamo l'accesso immediato a quelli felici e gioiosi.

L'energia non può capire se è la benvenuta o no, c'è e basta. Di conseguenza, il semplice fatto di avere un pensiero in mente può far sì che ciò che pensiamo resti nella nostra mente in modo persistente. Il nostro subconscio non distingue fra le cose che vogliamo e quelle che non vogliamo; quindi, anche se sai di non desiderare l'ansia, lei persisterà finché non smetti di pensarci.

Rifletti su questa natura dell'energia e dell'ansia perché, se compresa correttamente, può già da sola produrre un significativo cambiamento nella tua vita. Ti indica già ciò che puoi fare per sbarazzarti della tua ansia, o almeno per gestirla.

La soluzione per liberarsi dell'ansia è impegnarsi nella disciplina mentale. Dobbiamo esercitare l'igiene mentale, cioè quel processo cosciente e volontario di controllo di ciò a cui pensiamo e di filtraggio della 'sporcizia' presente nei nostri pensieri. Dobbiamo eliminare ciò che causa le nostre cattive sensazioni, e sbarazzarci delle cattive sensazioni

---

Lo stato della tua vita non è altro che lo stato della tua mente — Dr. Wayne W. Dyer

---

Alcuni di voi potrebbero trovare quello che sto condividendo un po' difficile da comprendere; alcuni, forse, lo rifiutano persino. Potresti pensare: se esistesse un modo facile per sbarazzarmi dei miei pensieri debilitanti, l'avrei già fatto un sacco di tempo fa!

Va bene. È molto difficile ripulire la mente dai pensieri ossessivi - è proprio per questo che sono ossessivi! E non ho intenzione di sminuire i tuoi sforzi, ma l'esperienza mi ha insegnato che la difficoltà che le persone incontrano nel rimuovere i pensieri ansiosi e gli oggetti delle proprie ansie dalla mente non risiede nel processo in sé. Al contrario, ho scoperto che il controllo dei pensieri è difficile solo ai primissimi tentativi, perché non siamo abituati a esercitare il controllo su ciò che abbiamo in mente. Con un sufficiente sforzo cosciente, questo può diventare un processo naturale. Il fatto è che la maggior parte delle persone si arrende già dopo pochi tentativi fallimentari.

Ma, con sforzi continui e costanti, i risultati sono semplicemente straordinari.

Come si avvia questo processo di pulizia dei nostri pensieri? Si comincia in modo piuttosto semplice, con la consapevolezza di che cosa, esattamente, scatena la tua ansia. Per ora devi trattenere il pensiero delle cause della tua ansia, in modo da capire che cosa devi eliminare. In fin dei conti, non puoi cambiare ciò che non conosci.

Dunque chiediti: che cos'è che ti fa sentire pieno di paura? Che cosa ti fa battere il cuore così forte che temi che qualcuno possa sentirlo? Ci sono più cause o situazioni che credi siano "pericolose" o è una soltanto? C'è un filo conduttore nella tua ansia? Fai una lista dettagliata.

Se questo primo passo del processo è troppo difficile, o se pensi che in ogni caso nulla potrà mai aiutarti a liberarti dell'ansia, lascia semplicemente che accada e pensa che stia succedendo a qualcun altro. Tieni sempre a mente che tutto è energia e che noi le attribuiamo il valore che pensiamo che abbia.

Una volta capito di che cosa hai paura, è ora di fare pratica con alcune tecniche adatte a sviluppare la tua disciplina mentale. Queste sono tre delle tecniche che considero più efficaci:

Il Mantra di Coué

Tutti noi, probabilmente, abbiamo sperimentato che cosa significhi parlare con sé stessi. Anche i bambini piccoli, quando sono spaventati, si rassicurano dicendosi: "Rilassati, calmati. Va tutto bene.". In qualche modo, questi dialoghi con noi stessi riescono a consolarci e a spingerci verso un'azione più costruttiva.

"So che ogni volta che dico a me stessa di non soffrire di vertigini, non faccio altro che rendere la mia paura più potente di quanto sia in realtà. La mia paura è solo energia e deve essere re-incanalata, non alimentata. Ho deciso di iniziare a dire a me stessa ogni giorno che sono più che in grado di raggiungere punti alti, e che ce la farò meglio di giorno in giorno. Ora riesco a guardare giù da una finestra alta senza nemmeno battere ciglio".

Megan, 33 anni

Un farmacista e umanista francese di nome Emile Coué decise di sfruttare il nostro potere di rassicurarci. Decise però di andare oltre il semplice dirsi che va tutto bene, e sviluppò una tecnica di sviluppo personale detta autosuggestione cosciente. Anche conosciuto come "Metodo Coué" o "Mantra di Coué", questo metodo è noto per la sua capacità di lenire e curare molte preoccupazioni e malattie.

Uno dei principi base della tecnica di Coué è questo: quando ti dai un suggerimento al fine di migliorarti, esprimilo in modo positivo piuttosto che negativo. Coué parla di quello che chiama un conflitto fra la forza di volontà e le idee che abbiamo nella nostra mente; fondamentalmente, più tenti di non pensare a qualcosa, o anche di non fare qualcosa, più succede il contrario. Questo accade perché il semplice atto di pensare a un'idea la pianta saldamente nella nostra testa.

Ha senso. Nota come, se ti dico "Non pensare alle margherite!", non puoi fare a meno di fare l'esatto opposto... pensare alle margherite! La nostra mente ne formerà l'immagine solo perché l'abbiamo pensata. Similmente, più ci diciamo "Non essere ansioso", più ci sentiamo ansiosi. In sintesi, Coué fondamentalmente dice:

Ogni idea che occupa la mente in modo esclusivo diventa realtà.

Quindi, invece di pensare al negativo, o alla situazione problematica, pensa al positivo: la soluzione, o la cura. Il modo migliore per farlo è in modo rilassato, non come se stessi ostinatamente tentando di assimilare informazioni a forza. Più un suggerimento sembra insolito ed estraneo, meno è probabile che si radichi. Secondo Coué, il modo migliore per interiorizzare il tuo suggerimento è renderlo parte di un rituale regolare, ad esempio ripetendo il tuo concetto-chiave ogni mattina quando ti svegli, e ogni notte prima di andare a letto, e tutte le volte che puoi nel frattempo.

Sebbene tu sia libero di scegliere un suggerimento tutto tuo, Coué indicava che la frase migliore da ripetere ogni singolo giorno, più volte al giorno, è questa:

"Ogni giorno vado di bene in meglio,
e anche meglio del meglio. Grazie."

Puoi scegliere se dire la frase qui sopra ad alta voce o scriverla più volte. Mentre lo fai, ripeti la frase anche nella tua testa, pensaci e ripensaci. Così facendo, le permetti di arrivare in profondità nella tua mente subcosciente e di aiutarti a superare un attacco o il pensiero di venire attaccato da parte di paura, ansia e stress. È un modo di renderti mentalmente in forma, come se ogni giorno infondessi nella tua mente i nutrienti e le vitamine di cui ha bisogno, fino ad arrivare a uno stato di benessere mentale in grado di scacciare facilmente l'ansia.[1]

Tecniche di Rilassamento

La nostra mente e il nostro corpo sono collegati in modo inspiegabile, al punto che possiamo dire al nostro corpo di stare meglio, e lui ci obbedirà. Questo fatto è particolarmente importante quando parliamo di liberarci dell'ansia debilitante: poiché l'ansia può esprimersi anche in modo fisico, dobbiamo insegnare al nostro corpo come liberarsene. Un corpo rilassato significa una mente rilassata.

Una tecnica grandiosa che può aiutare il nostro corpo a rilassarsi è chiamata Training Autogeno (dove "auto" sta per "da sé"). Questo metodo fu inventato dallo psichiatra tedesco Johannes H. Schultz e oggi è usato e riconosciuto come efficace in svariati ambiti, fra cui l'allenamento sportivo, la gestione dello stress e anche la formazione spirituale.

Questa tecnica invita a condurre quella che Schultz chiama una scansione del corpo: esaminare mentalmente il nostro corpo alla ricerca di aree tese o non rilassate quanto dovrebbero. Puoi cominciare trovando la posizione più comoda per te; spesso è stare seduti su una sedia con la schiena appoggiata allo schienale ed entrambe le piante dei piedi a contatto con il pavimento, oppure sdraiati.

---

[1] Per ulteriori informazioni sul Mantra di Coué, fai riferimento al libro "Self Mastery through Conscious Autosuggestion" (1922), di Emile Coué. Il libro è stato ripubblicato nel 2005 dal Library for Higher Learning and Personal Development Institute ed è disponibile in versione e-book online. Versione italiana: "Il Metodo Coué. L'autosuggestione cosciente" (1996), ed. Mediterranee.

Ti si chiede di concentrare la tua attenzione su ogni parte del tuo corpo, una ad una, e a "scansionarla" per individuare la presenza di tensione, ansia o dolore. Puoi procedere nell'ordine che preferisci: puoi partire dalla testa, passando poi a spalle, braccia, petto, stomaco, gambe e piedi, o viceversa. Prendi mentalmente nota delle parti del tuo corpo in cui percepisci maggiormente la tensione.

Dopo la scansione, puoi iniziare a indurre il tuo corpo in uno stato di rilassamento. Esamina mentalmente tutto il tuo corpo ancora una volta, ma questa volta di' mentalmente alle parti tese di rilassarsi.

Con il metodo di Schultz non dirai alla totalità del tuo corpo di rilassarsi all'istante, ma piuttosto lo farai una parte per volta. Non passare alla parte del corpo successiva finché non avverti un cambiamento significativo in quella su cui ti stai concentrando.

Il Training Autogeno funziona al meglio con la visualizzazione, cioè producendo immagini mentali rilassanti nella tua testa, come un placido ruscello, e con gli esercizi di respirazione che vedremo più avanti.

Un esempio di Traccia per il Rilassamento con il Training Autogeno è una cosa del genere:

"Respira con calma e lentamente. Prendi coscienza delle tue spalle. Muovile leggermente. Se percepisci della rigidità nelle spalle, rilassale. Lascia che si appoggino comodamente alla sedia. Ora senti il rilassamento diffondersi attraverso la parte alta della schiena..."

Gli effetti documentati di questi semplici suggerimenti dati al tuo corpo sono incredibili: ti sentirai ricaricato e pronto a iniziare una nuova giornata. Se è il riposo quello di cui hai bisogno, c'è chi dice che questa tecnica aiuta ad addormentarsi e svegliarsi ristorati.

Questa è una cosa che puoi fare tutti i giorni. Si stima che un esercizio regolare di questo metodo per un periodo fra le otto e le dieci settimane sia già in grado di produrre cambiamenti significativi nel tuo benessere.

Per una lista completa degli esercizi che puoi fare nell'ambito del programma di Training Autogeno, i libri del dott. Schultz sono reperibili sia nelle librerie che online . Se non hai tempo di applicare l'intero programma, puoi comunque provare alcuni degli esercizi riportati nei libri o quanto ho condiviso con te. Sarà ancora meglio e più semplice se trovi un istruttore con cui imparare il metodo, ma anche facendo da solo non rischi nulla.[2]

Meditazione Trascendentale

La meditazione trascendentale è una tecnica diffusa da Maharishi Mahesh Yogi, un maestro indiano che si trasferì in occidente e visse per lungo tempo in Olanda, dove morì nel gennaio del 2008. La sua tecnica è molto semplice da mettere in pratica, ma deve esserti mostrata da un insegnante autorizzato.

La meditazione comprende un mantra, una parola sacra e un suono che devi ripetere nella tua mente. Questo suono ti condurrà in uno stato meditativo sempre più profondo.

La MT è estremamente facile da fare perché consiste, una volta assegnatoti il suono sacro, nel meditare per 20 minuti due volte al giorno, possibilmente di mattina prima

---

[2] Per ulteriori informazioni sul Training Autogeno fai riferimento ai libri "Autogenic Therapy: Volume 1" e "Autogenic Therapy: Volume 2: Medical Implicatione" di Johannes Schultz e Wolfgang Luthe.

della colazione e di sera prima di cena. All'inizio, e succede a tutti, la mente vaga e non si attiene al suono assegnato, ma ogni volta che pensi ad altro devi tornare con la mente al suono e proseguire per venti minuti.

All'inizio l'ansia potrebbe presentarsi anche più spesso o peggiorare. Maharishi spiega che questo accade perché vengono toccate le radici dell'ansia, che alla fine verranno espulse dalla tua mente. Questa tecnica è molto potente e aiuta in molti modi. Migliora anche la tua salute fisica, la consapevolezza e – ed è a questo che miriamo – la calma e la scomparsa delle ansie.

Questa tecnica è stata più volte testata scientificamente ed esistono vari rapporti e libri sulla efficacia e la sua capacità di aiutare chi soffre di ansie e anche malattie fisiche.

Ti raccomando caldamente di visitare un insegnante di MT. L'organizzazione ha centri in tutto il mondo, specialmente nelle grandi città, dove sono chiamati "Palazzi dell'Illuminazione". Bisogna pagare per affiliarsi, dopodiché è tutto gratis e puoi ricevere numerose consulenze per verificare se stai meditando come Maharishi ci ha detto di fare. Inoltre sarai sempre il benvenuto se volessi parlare con un insegnante.

Come Aumentare la Tua Autostima: Vari Metodi Infallibili e Molto Semplici al Tempo Stesso

"Avere una bassa autostima è come guidare sulla strada della vita con il freno a mano tirato"

Maxwell Maltz

L'ansia può essere scatenata da moltissime cose che avvengono nel mondo esterno, ma, alla fine, tutto dipende da noi.

Se sai di essere completo come persona e non un individuo a pezzi, allora sai che nulla di ciò che gli altri possono dirti potrà distruggere questa tua individualità. Allo stesso modo, nessun carico di situazioni difficili potrà privarti della tua completezza.

Se hai la certezza di essere amato e di meritare amore, allora hai quella sicurezza interiore che ti aiuta ad avere fiducia in te stesso e a ritenerti competente e capace. Inoltre, hai anche quella fiducia nel mondo che ti dà il coraggio di chiedere aiuto agli altri. Non hai paura di crollare perché sai che ci sono tante e tante persone pronte a venirti in aiuto se dovessi sentire di non farcela.

In questo senso, l'ansia è strettamente legata all'autostima: infatti, anche se non ne sono consce, molte persone che soffrono di ansia hanno anche una bassa autostima.

Non occorre essere dei geni per costruire la propria autostima. Se vuoi migliorare la tua percezione di te stesso, esistono strategie semplici ma efficaci per riuscirci.

Definiamo l'Autostima

La definizione di autostima è, molto semplicemente, "auto-percezione"; quindi è, in definitiva, il modo in cui vedi e valuti chi sei. I termini autostima, concetto di sé e stima di sé sono intercambiabili. Il terapeuta famigliare Philip McGraw definisce così il concetto di sé:

"Il concetto di Sé è l'insieme di convinzioni, fatti, opinioni e percezioni nei confronti di te stesso con i quali si attraversa la vita, in ogni momento di ogni giorno."

Alcuni hanno una percezione negativa di sé, ad esempio si considerano indegni, immeritevoli e incapaci, e così facendo si attribuiscono un valore molto basso. Immagina un'ipotetica asta in cui devi darti un prezzo: le persone con poca autostima sono quelle che si darebbero un prezzo basso, o addirittura non si farebbero pagare, perché pensano di meritare solo il "minimo".

Altri hanno una visione positiva di sé, per esempio si considerano belli, degni di essere amati e capaci. Le persone che si valutano positivamente non permettono alla vita di imbrogliarle; non si fanno in quattro solo per far piacere agli altri e non permettono all'opinione altrui di definire chi sono. Tendono a essere forti, e si riprendono rapidamente dalle avversità..

Spesso le etichette che ci attribuiamo sono acquisite: di solito sono le persone che ci crescono o con cui interagiamo quotidianamente a formare il nostro concetto di noi stessi. Coloro che crescono con genitori che fin dalla più giovane età dicono loro che 'non sono bravi abbastanza' o che 'dovrebbero vergognarsi di sé stessi' spesso finiscono per interiorizzare questi messaggi nella loro vita. Anche i genitori che non tollerano errori e fallimenti tendono a generare una scarsa autostima nei figli.

Paradossalmente, non sono solo la crudeltà e la freddezza dei genitori a creare figli con poca autostima: anche chi è cresciuto con genitori iperprotettivi e iperpermissivi non riesce a sviluppare un concetto di sé positivo, perché il messaggio implicito che si trasmette nel viziare i figli è "non credo che tu possa fare nulla senza di noi". Se cresci in un ambiente in cui i tuoi bisogni vengono anticipati in modo eccessivo, se non ti viene permesso di sperimentare per conto tuo e di fare errori, non alleni i tuoi "muscoli della vita".

Oltre che dalla famiglia in cui nasciamo, la nostra autostima può venire limitata da esperienze significative della nostra vita. Tutti noi abbiamo quelle che alcuni chiamano esperienze-di picco positive e negative, cioè quei momenti della vita nei quali ci siamo sentiti in assoluto più felici o più depressi. Le esperienze con una forte carica emotiva lasciano il segno su di noi. Se non stiamo attenti, un'esperienza negativa, come una separazione o un fallimento scolastico, può finire per lasciarci un'opinione molto negativa di noi stessi.

Il fatto è che non c'è posto nella vita di nessuno per la scarsa autostima. Tutte le persone nascono con le loro qualità e il loro valore, come pure con un'innata dignità.

Tutti noi siamo individui unici con qualcosa di nuovo da offrire a chi ci circonda. Se sei una persona religiosa, sai che Dio ti ama per il fatto che ti ha creato. Il valore di ognuno è innato: nessuno può portarcelo via.

E anche se pensi di aver fatto cose che possono essere considerate vergognose o degli errori madornali nella tua vita, la persona che tu sei non viene sminuita dalle tue mancanze. Tutti possiamo cambiare, e ciò che importa sempre sono le scelte che fai oggi, non chi eri in passato.

"L'autostima è la carica che viene da dentro"

Hai diritto a una sana autostima, e dovresti prendertela.

Produrre Nuove Percezioni di Sé

Un modo semplice per aumentare la tua autostima è fare un inventario delle attuali percezioni che hai di te. Spesso non siamo consapevoli di come percepiamo noi stessi: potremmo pensare di avere molta autostima e poi essere contraddetti dalle nostre azioni. Dovremmo ricavarci dei momenti di tranquillità per sederci e osservare il nostro modo di vivere per vedere se questo riflette un'autostima sana.

Segnati più risposte che puoi alle seguenti domande:

1. Chi sono io?

2. Che cosa mi fa andare avanti?

3. Che cosa fa sì che le persone mi apprezzino/mi amino?

4. Come affronto le avversità?

Il dottor Robert Hemfield, autore del libro "Love is a choice" ("L'amore è una scelta"), ed altri sostengono che un modo indiretto per conoscere la tua percezione di te stesso sia completare le seguenti frasi con la prima cosa che ti viene in mente:

"Tutte le donne sono...

"Tutti gli uomini sono...

In genere, la tua lista di che cosa rende gli uomini e le donne ciò che sono può svelare i tuoi accumuli di amarezza nascosti. Nel momento in cui sai quanto sia positiva o negativa la tua visione di te stesso, sei già un passo più vicino a cambiare il tuo inventario di percezioni. Puoi stabilire se queste immagini siano reali o se le vuoi ancora. Quando sceglierai di lasciar andare le cose che ti buttano giù, uscire dall'ansia sarà più facile.

Dopo aver stilato la lista dei tuoi possibili concetti di te, è ora che tu faccia una lista di tutte le qualità che hai. Si dice che l'autostima abbia tre componenti fondamentali, e quelle che seguono sono alcune domande-guida che puoi usare per scoprirle:

Fiducia

Quali sono le cose che sono sicuro di poter fare? Da dove arriva la mia fiducia in me stesso? Credo davvero nel mio potenziale, nella mia capacità di superare gli ostacoli e di raggiungere i miei obiettivi?

Competenza

Quali sono le cose che sono bravo a fare? Quali sono i miei talenti e i miei carismi? Come ho usato queste cose per rendere migliori la mia vita, il mio lavoro e le mie relazioni?

Controllo

Quali sono le cose che ho la capacità di cambiare? Come combatto il sentimento d'impotenza?

Cambiare l'Immagine del Proprio Corpo

Alcuni dei metodi più facili per aumentare la tua autostima possono essere messi in pratica di fronte a uno specchio. Chi ha un'immagine mediocre di sé di solito non sopporta di guardare il proprio riflesso nello specchio o di prestare troppa attenzione alle parti di sé che non gli piacciono.

Le diverse parti del nostro corpo riflettono diversi aspetti di noi. Ad esempio, si dice che la fronte sia il deposito delle nostre preoccupazioni – più rughe hai sulla fronte, più percepisci la tua esistenza come opprimente. Si dice anche che le ansie si depositino nel nostro stomaco, mentre le rughe ai lati della bocca indicherebbero quanto umorismo mettiamo nella nostra vita.

Pare inoltre che ogni parte del nostro corpo abbia dei ricordi, sia positivi che negativi. Per esempio, le nostre guance potrebbero esserci particolarmente care perché sono il punto in cui la mamma ci dava il bacio della buonanotte; una cicatrice sulla gamba potrebbe rappresentare il ricordo di un incidente. È necessario riconoscere i ricordi negativi, e usare tutti quelli positivi per distillare amore per noi stessi. Se non ne abbiamo di positivi, allora è il momento di promettere a noi stessi che d'ora in poi rimpiazzeremo i ricordi negativi con altri positivi

---

Anche se giriamo il mondo per trovare la bellezza,
dobbiamo portarla con noi o non la troveremo.
—Ralph Waldo Emerson

Prenditi un momento e guardati allo specchio. Individua la parte di te che non ti piace o che odi di più e le parti che ti piacciono o che ami di più.

Se ci riesci, esprimi a voce quanto apprezzi ognuna delle parti del tuo corpo. Ad esempio, potresti dire "Apprezzo le mie mani, potranno essere callose, ma rappresentano tutto l'amore che ho dedicato al mio lavoro". Nomina tutte le parti del tuo corpo, perché sono una parte enorme di ciò che sei. Di' a te stesso che "sei bello".

Questo processo è particolarmente difficile per coloro che hanno alle spalle una storia di abusi fisici e sessuali. Affiancato da un percorso di psicoterapia professionale per aiutarti a elaborare le criticità legate al trauma, recuperare l'amore per il tuo corpo è un modo importante di reclamare la tua autostima.

Gratitudine e Perdono

Due semplici strumenti per alzare la tua autostima e farti sentire meglio sono la gratitudine e il perdono.

La capacità di essere grati può fare molto per ricordarci che ci sono tantissime cose che dovremmo apprezzare nella nostra vita. Possono esserci anche cose negative, ma quelle positive le superano ampiamente in numero. Il problema dell'ansia è che ci fa concentrare sulle cose che non ci piacciono, quando in realtà siamo fortunati sotto svariati punti di vista. Il semplice fatto di essere vivi è già una cosa per cui essere grati.

Le persone capaci di gratitudine sono persone che hanno sviluppato la prospettiva giusta nei confronti delle sfide. C'è della verità nella frase "Potrebbe andare peggio!".

Cerca di fare tutti i giorni una lista di almeno dieci cose per le quali sei grato, le benedizioni che hai ricevuto. Di' grazie per la splendida alba, di' grazie perché sei vivo, e di' grazie anche per le cose brutte che ti succedono, perché ti insegnano qualcosa di utile per la tua vita. Dopo qualche giorno inizierai a sentirti meglio nei confronti della vita e dei tuoi pensieri, perché sarai conscio che la negatività non è più la benvenuta.

Oltre a questo, vivi ogni giorno con la mente aperta alle "opportunità di essere grato". Le persone che cercano le benedizioni presenti nella loro vita hanno buone probabilità di trovarle anche nelle cose più strane e più piccole, come una tranquilla chiacchierata con l'autista su un taxi.

Alziamoci e ringraziamo perché, anche se oggi non abbiamo imparato molto, almeno abbiamo imparato un po', almeno non ci siamo ammalati, e se ci siamo ammalati, almeno non siamo morti;: ringraziamo dunque. —Buddha

Abbi inoltre un approccio attivo alla gratitudine! Fai circolare la gioia. Sfida te stesso ogni giorno a creare qualcosa per cui essere grato... e qualcosa per cui gli altri possano essere grati. Un gesto di gentilezza gratuito al giorno apre la tua mente e non lascia spazio all'ansia.

In secondo luogo, pratica il perdono attivo. Chi non lascia andare il risentimento e il senso di colpa non è una persona forte – in realtà è un debole. Quello che dimostra è che i sentimenti negativi hanno più controllo su di lui di quanto ne abbia lui stesso, e che questi sentimenti sono troppo importanti per lasciarli andare. La stessa logica si applica all'ansia: se non lasci andare il risentimento e il senso di colpa, come puoi imparare a liberarti dell'ansia?

Il perdono non è un sentimento: è una decisione. Qualcuno pensa di non riuscire a perdonare perché è ancora pieno di rabbia. Ma tutto parte dalla mente: se decidi che potresti già perdonare qualcuno - o te stesso! - allora, a quel punto, puoi iniziare a lasciar andare la tua rabbia. Puoi decidere di lasciarla andare lentamente, giorno dopo giorno, finché non ce ne sarà più. Meno risentimento ti tieni dentro, più ti sentirai tranquillo.

Le Strategie di Paul Scheele

Un programma che ti raccomando di prendere in considerazione è quello del consulente per lo sviluppo umano Paul Scheele. Scheele collabora con la Learning Strategies Inc. di Wayzata (Minneapolis) ed è uno specialista del funzionamento del cervello. Ha sviluppato diversi audio-corsi, accompagnati da un manuale, su un ampio numero di tematiche nel campo dell'auto-aiuto.

Ti raccomando i seguenti tre corsi di Scheele in grado di cambiarti la vita:

a. *"Mentalità Ideale"(Ideal Mindset)*

Questo corso ti aiuta a fare chiarezza su quello che vuoi dalla tua vita. Indica anche passi semplici da mettere in pratica per renderti calmo e determinato. Penso sia un ottimo aiuto in diverse occasioni della vita, specialmente quelle in cui una scarsa autostima e l'ansia giocano un ruolo importante.

b. *"Splendore Naturale"(Natural Brilliance)*

Questo corso aiuta a trovare il tuo scopo nella vita. Tutti abbiamo uno scopo per cui vivere una vita piena e colma di gioia. Vivere la vita con gioia significa sbarazzarsi dell'ansia. Il corso offre molti esercizi che aiutano a trovare il tuo scopo e a eliminare le cattive sensazioni.

c. "Abbondanza per la Vita" (Abundance for Life)

L'abbondanza non è solo materiale, ma comprende il concetto che la nostra vita può essere ricca in tutti i sensi, per esempio di amore per noi stessi, buone relazioni, buona salute, benessere materiale. Qui affrontiamo un problema fondamentale: molti di noi non amano sé stessi. Ad ogni modo, una volta scoperto che amare noi stessi ci aiuta a superare l'ansia, si capisce che amare sé stessi significa amare la vita, e amare chi ci ha dato la vita.

Altre Tecniche Naturali

Quelle che seguono sono altre tecniche per migliorare l'autostima che potresti voler approfondire. Queste terapie sono meravigliose perché sono completamente naturali, usano ingredienti naturali e non introducono tossine nel tuo organismo. Al contrario, il tuo corpo ne verrà liberato.

Reiki

Il reiki è una tecnica nata in Giappone e sviluppata da Mikao Usui. Si tratta di una tecnica energetica: puoi dare energia a te stesso o chiedere a qualcun altro di donartela. Non solo l'energia placa le tue ansie, ma aiuta anche a guarire ogni parte del corpo che ne abbia bisogno.

Rimedi ai Fiori di Bach

Fra le molte medicine naturali che hanno il potere di aiutare il tuo corpo e la tua mente ci sono i rimedi a base di fiori di Bach. Reperibile nella maggior parte delle farmacie e nei negozi di medicina alternativa, il cosiddetto Rescue

---

[3] Esistono molti altri corsi sviluppati da Paul Scheele, il cui proposito è aiutare gli altri ad amare la vita e ad avere successo in tutti i campi della propria esistenza. Scoprili su www.LearningStrategies.com

Remedy può essere una fonte di sollievo immediato durante un attacco d'ansia inatteso.

Tutto quello che devi fare è metterne tre gocce direttamente sulla lingua, e il tuo cuore riprenderà a battere normalmente, respirare non sarà più doloroso, non avrai più la sensazione che ti manchi il fiato e la tua mente sembrerà subito più libera. Potresti non guarire del tutto immediatamente, ma il sollievo è incredibile e sorprendentemente rapido.

Questa medicina prende il nome da Richard Bach, un medico inglese che ha osservato come le popolazioni rurali fossero in grado di ricavare sollievo dalle piante. Oggi ne esistono molte imitazioni sul mercato, ma è meglio comprare i flaconi che riportano il suo nome sull'etichetta, in modo da essere certi di ricevere le gocce originali.

Cromoterapia

Un altro metodo per alleviare, se non eliminare, l'ansia è usare i colori abbinati all'energia. Questa terapia è nota come Cromoterapia.

Ci sono terapisti che usano questa tecnica e applicano pietre colorate sui pazienti. Puoi anche comprare una torcia e usare carte colorate o lampadine colorate per ottenere il colore necessario per aiutarti a lenire il tuo malessere. Se la terapia è applicata regolarmente, il tuo sistema energetico userà il colore per ristabilire il flusso di energia.

Emotional Freedom Techniques (Tecniche di libertà emotiva)

Sviluppate da Gary Craig, le Emotional Freedom Techniques, anche note come EFT, sono una tecnica semplice e potente che può essere messa in pratica da chiunque.

EFT lavora sui blocchi di energia che causano la malattia o, nel tuo caso, l'ansia, attraverso i meridiani, che sono le autostrade energetiche del tuo corpo. Questi meridiani portano l'energia attraverso il corpo e sono collegati alla spina dorsale, o meglio, ai canali situati nella parte anteriore e posteriore del tuo corpo. L'energia scorre attraverso questi canali, e può essere visualizzata come trasparente, bianca o colorata. Questo per dire che i canali principali sono collocati nella parte anteriore e posteriore del corpo umano.

Per gli esercizi di EFT non si usano i canali principali, ma dei punti che si trovano sulle mani, sulla testa, sul petto e sotto le braccia. È lì che passano i canali dell'energia, e i blocchi si trovano nei canali in cui l'energia non scorre più come dovrebbe.

Per aiutarti con EFT, usa le dita di una mano per picchiettare il punto del karate situato sul lato dell'altra mano. Nel fare questo, di': "Anche se soffro di attacchi d'ansia terribili, mi amo e mi accetto completamente e profondamente". Ripeti questo esercizio per tre volte. Poi picchietta in cima alla testa ripetendo la prima parte della frase. Fai anche questo per tre volte, poi picchietta l'area sopra le sopracciglia, poi ai lati degli occhi per tre volte, tre volte sotto gli occhi, tre volte sotto il naso, tre volte sotto il labbro inferiore, tre volte sotto la clavicola e tre sotto le braccia.

Quando cominci con il primo picchiettio, dai alle tue emozioni un valore da 0 a 10. Ora, picchiettando, abbasserai questo valore finché non sentirai che l'ansia non è più forte e che non fa più così male. Puoi ripetere questo esercizio quante volte vuoi. A volte sentirai crescere l'ansia, ma se farai questo esercizio regolarmente, il senso di ansia e i suoi invalidanti effetti collaterali diminuiranno e riuscirai a superarli completamente.

Più pratichi questo esercizio, migliori saranno i risultati. Puoi cambiare la prima parte della frase a seconda di come ti senti. La frase o il tuo modo di esprimerti potrebbero diventare più forti. Se non ti piace dire che ti ami e ti accetti, puoi semplicemente dire che ti accetti per come sei. Molti, all'inizio, non se la sentono di dire di amare sé stessi; se non te la senti neanche tu, usa il secondo esempio, cioè di' che ti accetti per come sei.

Puoi fare questo esercizio cambiando quello che vuoi, ma non dire che non vuoi più percepire il senso di ansia. La tua mente subcosciente non sa distinguere fra "non voglio più" e "voglio". La negazione della frase non viene presa in considerazione; in altre parole, se usi una negazione, otterrai una dose ancora maggiore di quello che non desideri avere.

Quindi, fai attenzione.

EFT viene usata con successo da più di trent'anni in tutto il mondo e, pur essendo così semplice, ottiene ottimi risultati. Il metodo è potente.

Per imparare correttamente la tecnica, puoi scaricare il manuale scritto da Gary Craig : è gratuito e illustra il metodo passo per passo.

La Relazione fra Ansia e Cibo

"Colui che assume medicine ma trascura la dieta
spreca le abilità del medico" — **Proverbio Cinese**

Da lungo tempo gli scienziati hanno stabilito la connessione fra il cibo e i nostri stati d'animo. Di fatto, quello che mangiamo influisce su come ci sentiamo durante la giornata, e viceversa.

La maggior parte delle persone non sa della relazione che esiste tra il cibo e il nostro benessere psicologico, ma così come mente e corpo non possono essere separati il nostro stato d'animo è strettamente legato a quello che mangiamo.

Troppe persone nella società di oggi si sono rivolte al loro medico per ricercare nei farmaci una risposta alle loro ansie, solo per poi ritrovarsi a dover fare i conti con effetti collaterali, spese inutili, e sollievo nullo. Non sapevano che liberarsi in modo duraturo dall'ansia e dagli sbalzi d'umore devastanti potesse essere così semplice come modificare la loro dieta!

L'altra tentazione che tipicamente avvertiamo in questa società frenetica e stressante è di nutrirci di alimenti e bevande sbagliate. Ok, allora, forse sai già che quello che metti in bocca fa male al tuo benessere e aumenta le sensazioni negative che conducono all'ansia, alla depressione o ad altre malattie anche peggiori. Forse però sei una di quelle persone che credono che seguire una dieta sana richieda un sacco di lavoro e di soldi. Forse pensi anche di dover rinunciare a cibi deliziosi in cambio di una maggiore energia. O forse ti immagini alla ricerca senza fine di spezie rare e integratori in negozi lontani che vendono alimenti sani. Sappi che queste sono idee sbagliate fin troppo comuni.

> *I piccoli cambiamenti possono fare una grande differenza se sei disposto a provare.*

Puoi trovare i cibi sani in ogni supermercato e conoscere qualche consiglio su cosa mangiare e su come preparare pasti e spuntini nutrienti può trasformarti da un fanatico del cibo spazzatura a un fanatico del cibo sano! I piccoli cambiamenti possono fare una grande differenza se sei disposto a provare.

Nei capitoli seguenti troverai tutte le informazioni sul cibo in grado di calmare i nervi nel bel mezzo al caos dei tuoi giorni più logoranti, come pure consigli generali per una dieta più sana. Più fornisci al tuo corpo energia naturale attraverso una dieta sana, meglio riuscirai ad affrontare gli impegni della vita e a godere dei piaceri di ogni giorno!

Come il Cibo Influisce sull'Umore

Sapere che cosa mangiare è importante tanto quanto sapere quando mangiare. Per prima cosa, però, è importante notare come il nostro atteggiamento nei confronti del cibo giochi un ruolo nelle nostre abitudini alimentari.

[4] Puoi fare riferimento al sito di Gary Craig www.emofree.com oppure al sito www.eft-italia.it

Mangi quando sei ansioso, indipendentemente dalla fame? Quando mangi, quanto mangi? E come mangi?

La maggior parte di noi ha l'abitudine di mangiare cibo-spazzatura quando è triste, o di bere una tazza di caffè dopo l'altra quando incontra un ostacolo durante la giornata. Ci abbuffiamo pensando che ci farà sentire meglio, quando in realtà ci fa solo stare peggio.

Spesso si innesca un ciclo: stiamo male, quindi mangiamo cibo-spazzatura; poi ci sentiamo peggio e mangiamo altro cibo-spazzatura. Quando non funziona iniziamo a percepire un senso di ansia e afflizione: perché sono triste? Perché non riesco a stare meglio? C'è qualcosa che non va in me? Perché nulla funziona?

> *Milioni di persone ricorrono al cibo per liberarsi da ansia e depressione: usano il cibo come una stampella, e la cosa peggiore è che scelgono il cibo sbagliato per farlo.*

Ti senti intrappolato nella tua situazione, disperato e impotente perché niente ti fa stare meglio; la paura per la tua condizione aumenta fino a diventare ansia, e pian piano si trasforma in depressione. E, dal momento che è quello che fai di solito, ti lanci sulla riserva di cibo-spazzatura più vicina e ti ingozzi per sentirti meglio, facendo ripartire il ciclo da capo.

Ti suona famigliare? Bene, perché ora sai di non essere solo.

Milioni di persone ricorrono al cibo per liberarsi da ansia e depressione: usano il cibo come una stampella, e la cosa peggiore è che scelgono il cibo sbagliato per farlo.

Interrompere il ciclo

Prima di imparare che cosa mangiare, devi capire perché mangi.

La maggior parte di noi mangia quando è triste, perché è questo che siamo stati abituati a fare.

Fai questo esperimento: accendi il televisore e osserva la tua sitcom preferita. Fai attenzione a dove i personaggi vanno quando hanno avuto una brutta giornata: nove volte su dieci, vanno in cucina e si sfogano mangiando una vaschetta di gelato.

Perché facciamo così? La risposta è piuttosto semplice: perché ci fa stare bene.

Mangiare quando si ha fame dà una soddisfazione immediata, che noi cerchiamo di replicare quando siamo tristi. Come i bambini, siamo attratti dagli spuntini zuccherati perché sono buoni. Il conseguente afflusso di zucchero rinforza anche quella leggera ebbrezza che proviamo subito dopo aver mangiato la nostra dose di cibo-spazzatura

Quello che non ci aspettiamo è che un eccesso di zucchero possa, alla fine, far crollare le nostre energie, lasciandoci stanchi, depressi e ansiosi perché la nostra seduta con il cibo non ha funzionato.

Quindi, la prossima volta che ti sentirai giù, fermati e valuta prima di correre in cucina. Ci sono altri modi per sentirti meglio invece di aprire una tavoletta di cioccolata, come l'esercizio o la meditazione, i quali ti lasceranno soddisfatto come se avessi assunto un pasto completo.

Un regime alimentare per il successo

La cosa più importante è fare una buona colazione. Ricorda che la parola "colazione" significa questo: stai rompendo il "digiuno" che il tuo corpo sopporta dal tuo ultimo pasto della sera precedente. La colazione ti dà il carburante che ti serve per avviare il motore del tuo corpo e mandare su di giri il metabolismo, ed è la base per affrontare la tua giornata.

Colazione: Prova a mangiare un buon cereale senza l'aggiunta di zucchero e aggiungi lo yogurt o il latte per avere più proteine. Un cereale contenente orzo non irrita il sistema nervoso e può effettivamente migliorare il tuo umore. Una spremuta frescati fornisce vitamine e zucchero naturale. Aggiungi un po' di frutta a guscio e, se ti piace, mangia un uovo. Le uova sono ricche di proteine e contribuiscono alla produzione di neurotrasmettitori che sono responsabili di farci sentire svegli e attivi.

Snack Mattutino: Mangia un frutto o una manciata di frutta a guscio a metà mattinata per aumentare naturalmente il tuo livello di energia, invece di prendere una seconda o una terza tazza di caffè. Le mandorle possono calmare lo stress in quanto sono ricche di vitamina B2, vitamina E, magnesio e zinco. È stato dimostrato che lo zinco è in grado di combattere alcuni degli effetti negativi dello stress, mentre la vitamina E è un antiossidante che distrugge i radicali liberi, che possono causare stress e malattie cardiache. Possono aiutarti a ritrovare il buon umore o a mantenerlo!

Pranzo: A pranzo sei libero di scegliere il cibo che preferisci, purché non contenga alimenti troppo grassi o troppo salati. Evita di mangiare patatine fritte. Le patatine fritte a bastoncino possono essere consumate ogni tanto. Sono meno grasse e meno salate delle patatine industriali, che non sono altro che calorie senza alcun valore nutritivo. Ma abituati ad aggiungere un'insalata a tutti i tuoi pasti principali, poiché ti sazierà e ti fornirà le fibre e le sostanze nutritive. Puoi trovare insalate pronte da consumare ovunque. Sono lavate e devi solo condirle. Un condimento sano e salutare può essere un po' di olio e sale. Aggiungono qualche proteina e un po' di grassi alla tua insalata.

Snack Pomeridiano: Nel pomeriggio sei tentato di afferrare una barretta di cioccolato, un biscotto o una bevanda con caffeina quando senti il "calo" delle quindici. Fai un esperimento per una settimana scegliendo una fonte di energia sana- una che non aggiungerà calorie senza valore nutritivo, né ti fornirà un aumento di energia seguito da una caduta. Prova un succo di frutta naturale (i succhi di frutta in scatola contengono troppo zucchero raffinato), frutta a guscio o un pezzo di formaggio con alcune verdure tagliate. Vedi se ti senti meglio e pensi più lucidamente con qualche piccolo aggiustamento delle tue abitudini alimentari. Ne vale la pena!

Cena: La sera, ci vuole un pasto leggero. C'è un detto che dice: "Fai colazione come un re, pranza come un principe e cena come un povero". Assumere la maggior parte delle calorie nelle prime ore del giorno ti fa iniziare la giornata con più energia e ti dà la possibilità di bruciare le calorie per sostenere il metabolismo. I cibi pesanti consumati la sera possono essere difficili da digerire per il tuo sistema digestivo e potrebbero interferire con il sonno. Grigliare carne o verdure è un altro modo semplice per preparare fantastici pasti, senza troppo sforzo. Le pietanze cotte alla griglia non hanno bisogno di elevate quantità di grassi. Possono essere condite con erbe per migliorare il sapore. È inoltre possibile aggiungere gusto e vitamine se si utilizza il succo di limone.

Vedi se ti senti meglio e pensi più lucidamente con qualche piccolo aggiustamento delle tue abitudini alimentari. Ne vale la pena!

Il limone è uno dei migliori esaltatori di sapore naturale. Aiuta a migliorare il sapore di carne, pesce e verdure. Aggiunge anche sapore all'acqua potabile e alle fragole. Aggiungilo ad altri frutti di bosco o alle macedonie di frutta, invece di aggiungere zucchero extra. Anche la tua insalata verde può essere resa più gustosa con alcune gocce di succo di limone. Il succo di limone favorisce anche la digestione e, allo stesso tempo, rafforza il sistema immunitario. I limoni sono reperibili ovunque.

Come vedi, si può mangiare più sano senza spendere più tempo o denaro di quello che già spendi adesso. E ricordati che mangiamo con gli occhi e con la bocca! Se un cibo appare colorato e viene preparato in modo stuzzicante, avrà effettivamente un sapore migliore e sarà più gradevole e più sano da mangiare rispetto a qualcosa di poco piacevole allo sguardo. Con un po' di creatività si possono preparare piatti dall'aspetto buono e dal sapore ancora migliore!

Cibi Confortanti che Causano Sconforto

Nel caso sia tu a gestire la cucina, è importante che tu sappia quali alimenti mangiare per sentirti meglio, e quali evitare.

Una scoperta sorprendente è che la maggior parte delle cose che noi consideriamo cibi confortanti possono in realtà farci stare non meglio, ma peggio!

Cioccolato e Tutto Ciò che è Dolce

Il cioccolato, le torte, il gelato, e tutti le altre leccornie zuccherate sono in cima alla lista delle cose da cui dovremmo stare alla larga quando siamo in ansia o depressi. Visto che hanno un buon sapore, ricorriamo per prima cosa agli alimenti zuccherati per sentirci meglio, e il conseguente afflusso di zucchero ci dà un'euforia temporanea. Ahimè, è quello stesso eccesso di zucchero che farà collassare il tuo corpo poche ore più tardi.

La maggior parte delle persone che esagerano col cibo sul lavoro solitamente si sentono fiacche e affaticate nel bel mezzo della giornata, e di conseguenza hanno più difficoltà a concentrarsi sui propri compiti. Questo a sua volta porta ad avere un rendimento scarso e una bassa soddisfazione dal punto di vista lavorativo, rendendoti frustrato.

Quelli che mangiano fuori pasto a tarda sera, appena prima di andare a letto, hanno difficoltà a dormire. L'eccesso di zucchero persiste anche dopo che ti sei preparato per dormire e ti sottrae ore di riposo.

Fortunatamente, non c'è bisogno di rinunciare al cioccolato in generale. Assunto con moderazione, il cioccolato può davvero farti sentire bene: un quarto di barretta dolce dovrebbe essere sufficiente a riempire il tuo cervello di endorfine, ma non abbastanza da causare un eccesso di zucchero.

Un'Alternativa Sana:

Se vuoi soddisfare la tua voglia di dolce, perché non provi a mangiare della frutta?

La frutta è ugualmente dolce, ma senza contenere troppo zucchero, e ne evita così l'eccesso. L'acqua contenuta nella frutta aiuta la digestione e velocizza il metabolismo, facendoti sentire leggero e pieno di energie.

Hai voglia di gelato? Bevi un sorbetto piuttosto! L'assenza di panna elimina quella sensazione di pesantezza che provi mangiando il gelato, permettendoti di assumere uno spuntino freddo e dolce senza troppo zucchero né calorie.

Caffè e Bevande Gasate

Ammettiamolo, alcuni di noi non hanno un aspetto umano se non hanno bevuto la loro prima tazza di caffè al mattino. Altri iniziano a funzionare solo dopo la terza tazza, e ne bevono altre ancora nel corso della giornata. Se non al caffè, altri si affidano alle bevande gasate per darsi carica.

L'ingrediente principale del caffè e di molte bevande gasate è uno stimolante naturale chiamato caffeina, il quale può causare palpitazioni. Per alcuni, il suo effetto può essere così negativo da venire scambiato per un attacco di panico. Questo, sommato alla scarica di zucchero che ne consegue, potrebbe scatenare un attacco d'ansia.

Poiché la maggior parte delle persone considera innocue le bevande contenenti caffeina, coloro che sono soggetti ad attacchi di panico o d'ansia non fanno mai questo collegamento. Il caffè e le bevande gasate vengono consumati spesso anche durante le riunioni o quando si lavora fino a tardi, peggiorando ulteriormente una situazione già stressante.

La caffeina, come le sigarette, dà dipendenza, quindi alcuni si sentono arrabbiati e irritabili quando non assumono la loro dose. La rinuncia alla caffeina deve essere fatta in modo graduale e per stadi, in modo da non scatenare sintomi da astinenza o oscillazioni dell'umore.

Nel bere bevande contenenti caffeina, chi è soggetto ad ansia o panico dovrebbe prestare molta attenzione quando si presentano i sintomi. Battito cardiaco accelerato, sudore alle mani e fischi nelle orecchie sono le reazioni che si hanno dopo aver bevuto bevande gasate o caffè a causa dell'assunzione eccessiva di caffeina, non un attacco d'ansia.

Nonostante ciò, c'è ancora speranza per gli amanti del caffè: è stato scoperto che gli antiossidanti contenuti nel caffè prevengono il cancro, a patto che se ne beva con moderazione.

Un'Alternativa Sana:

Invece di bere caffè, perché non provi delle tisane a base di erbe o bevande tonificanti?

Una tazza di tè alla cannella può ravvivare la tua giornata senza bisogno di caffeina. Preferisci qualcosa di più esotico? Prova a bollire dello zenzero in acqua per dieci minuti e a bere

Invece di bere caffè, perché non provi delle tisane a base di erbe o bevande tonificanti?

l'infuso. Un altro prodotto in voga sono i tè e i tonici a base di ginseng, che possono aumentare le tue energie senza farti galoppare il cuore.

Alcolici

L'alcol è un sedativo naturale. Anche se può farti sentire calmo e sedato sul momento, nel frattempo ti disidrata. È per questo che bere troppo ti fa ubriacare: l'ubriachezza è la reazione del tuo cervello alla perdita d'acqua, quindi, se non ti mantieni idratato mentre bevi alcolici, ti verrà un brutto mal di testa nel giro di poche ore.

La disidratazione causata dal consumo di alcol spesso aggrava l'ansia nelle persone soggette ad attacchi d'ansia o di panico. La depressione che ne consegue contribuisce al loro senso di impotenza, dando luogo a un ulteriore senso di scoraggiamento.

Quindi, la prossima volta che vai al bar, mantieni il livello di alcolici al minimo, o non assumerne.

Un'Alternativa Sana:

Bevi tanta acqua! Può non sembrare altrettanto chic, ma optare per un'acqua tonica (o un cocktail analcolico) e saltare il secondo o il terzo bicchiere di margarita ti farà sentire meglio – e il giorno dopo la tua testa ti ringrazierà.

Non solo l'acqua pulisce il tuo organismo, ma l'idratazione regolare migliora il tuo metabolismo. Se desideri qualcosa con un po' più di brio, oggi ci sono diverse marche che offrono acque aromatizzate senza zucchero che non danno sensi di colpa.

Se vuoi provare una bevanda rilassante, bevi il latte. Il triptofano contenuto nel latte può aiutarti a produrre serotonina e melatonina, un aminoacido che aiuta a dormire.

Fast Food e alimenti industriali

Fai assolutamente in modo di mangiare più cose naturali che puoi.

Prima di tutto, non puoi mai sapere quali sostanze chimiche contenute negli alimenti industriali possano contribuire al tuo cattivo umore. La maggior parte degli alimenti industriali contiene molto sale e conservanti, che ti fanno sentire gonfio e pesante.

Fai assolutamente in modo di mangiare più cose naturali che puoi.

Allo stesso modo, i cibi grassi del fast food ti fanno sentire più lento e pesante e di conseguenza ti rendono sonnolento durante il lavoro. Questo può causare un senso di insoddisfazione per la tua incapacità di concentrarti sul lavoro, creando ancora più stress.

49

Un'Alternativa Sana:

Portati il pranzo da casa! Non solo saprai esattamente che cosa mangi, ma sarai anche sorpreso dalla quantità di denaro che riuscirai a risparmiare.

Puoi anche stabilire la quantità di spezie da mettere nei tuoi piatti, rendendoli ancora più gustosi. Più il sapore è buono, più ti sentirai pieno e soddisfatto. In questo modo mangerai meno, non di più.

Frumento e Latticini

Alcuni considerano il frumento e i latticini alimenti iperallergenici, o alimenti che solitamente causano reazioni allergiche.

Cibi come il formaggio, il pane di grano integrale e la pasta possono causare piccole reazioni allergiche spesso associate a oscillazioni dell'umore.

Il modo migliore per verificare se è anche il tuo caso è osservare le tue reazioni agli alimenti che contengono frumento o latticini. Prova a seguire una dieta priva di frumento e latticini per 2-3 settimane e poi a reintrodurli gradualmente. Vedi se c'è una differenza marcata nel modo in cui ti senti, o se si scatenano altre allergie alimentari che non sapevi di avere.

Un'Alternativa Sana:

Oggi la maggior parte dei negozi di prodotti naturali offrono pane e pasta non a base di frumento, come anche il latte e il formaggio di soia, che possono sostituire i prodotti contenenti latte.

Cibo per la Mente:
Alimenti che migliorano l'Umore

"Fai che il cibo sia la tua medicina e che la medicina sia il tuo cibo" - Ippocrate

A tutti piace fare uno spuntino. E al giorno d'oggi quasi tutti sanno che i migliori spuntini sono piccoli e nutrienti e servono a darti energia tra un pasto e l'altro. Non dovrebbero mai servire come pasto stesso e non devono essere riempiti di calorie prive di valore nutritivo, zucchero industriale o carboidrati semplici. Ma non tutti sanno come scegliere spuntini nutrienti, facili da preparare e da mangiare allo stesso tempo.

Un errore che si fa nel cambiare dieta è concentrarsi sul sottrarre e non sull'aggiungere cose alla lista di quello che già si mangia.

> *Un errore che si fa nel cambiare dieta è concentrarsi sul sottrarre e non sull'aggiungere cose alla lista di quello che già si mangia.*

Idealmente, i giovani dovrebbero consumare spuntini sani fin da piccoli, così da abituarsi a mangiare correttamente e ad apprezzare in modo naturale alimenti come frutta, verdura, yogurt, crema di formaggio, pane di segale e altri alimenti sani.

Prova ad integrare la tua dieta con i seguenti spuntini:

È anche importante ricordare che tutti noi mangiamo con gli occhi oltre che con la bocca! Quando uno spuntino è colorato e stuzzicante, è più invitante per bambini e adulti.

Basterà un po' di sforzo per portare tutta la famiglia a gustare degli spuntini davvero sani. Qui di seguito trovi 5 idee per spuntini sani, facili da preparare, gradevoli alla vista, deliziosi e "facili" per il portafogli!

Prova ad integrare la tua dieta con i seguenti spuntini:

Spiedino di Frutta

Taglia la frutta a pezzetti e poi mettila su un bastoncino come un kebab. Alterna la frutta con pane di segale fino a quando il bastoncino è riempito.

Questo spuntino fornisce vitamine e qualche carboidrato. Non contiene grassi, né zucchero, tranne lo zucchero della frutta.

È possibile utilizzare qualsiasi tipo di frutta fresca purché non contenga troppo succo che possa fuoriuscire e rendere il pane molliccio.

Spiedino di Verdura e Tacchino

Un altro spuntino sano che contiene proteine è costituito da pezzetti di tacchino cotto da disporre su un bastoncino.

Questi si possono alternare con fettine di cetriolo o di un'altra verdura che ti piace.

Questo spuntino non contiene zucchero e pochissimo grasso, ma contiene alcune fibre e proteine.

Salsa di Frutta e Verdura

Uno spuntino sano che piace ai bambini e al bambino che è dentro di te è una salsa di verdura o frutta. Taglia a pezzetti la tua verdura o frutta preferita e servila con un intingolo sano, come lo yogurt.

Questo spuntino ti fornisce alcune vitamine, un po' di grassi e proteine. Evita poi di utilizzare prodotti senza grassi perché di solito contengono alcuni additivi che non sono affatto sani.

Cracker di Segale con Crema di Formaggio

Un'altra opzione per uno spuntino sano potrebbe essere un cracker di segale con crema di formaggio. Scegli una marca di crema di formaggio che contiene poco sale o che sia senza sale.

La crema di formaggio a basso contenuto di sale è disponibile ovunque. Se ti piace la crema di formaggio, ti attrarrà l'idea di mangiare qualche cracker insieme a questo formaggio. I cracker di segale sono una buona scelta in quanto sono più nutrienti rispetto a molti cracker a base di frumento.

Spiedino di Frutta-Verdura

Questo spuntino può essere preparato con pezzi di frutta che si alternano a pezzi di verdure, tutti disposti su un bastoncino come un kebab.

Si tratta di uno spuntino a bassissimo contenuto calorico, ma è colorato e gradevole alla vista.

Prova diverse combinazioni di cibi sani per i tuoi spuntini e divertiti con essi. Tutto ciò che mangi può contribuire a sostenere il tuo organismo, migliorare il tuo umore e darti la vitalità necessaria per goderti la vita!

Frutta Secca

La frutta secca è ricca di acidi grassi essenziali omega-3, un tipo di grassi che permette ai neurotrasmettitori che migliorano l'umore di funzionare correttamente.

Dobbiamo ricordare che il nostro cervello è costituito soprattutto da grasso, quindi evitare del tutto i grassi sarebbe pericoloso. Una dieta povera di acidi grassi omega-3 può infatti portare a depressione, ansia e molti altri problemi mentali.

Quindi, la prossima volta che ti sentirai triste, apri una confezione di noci, oppure fatti un sandwich con burro di arachidi e marmellata per aiutarti a tirare su il morale.

Altri alimenti contenenti acidi grassi essenziali omega-3 sono:

Semi e pesce. Tonno, sgombro e salmone sono ricchi di omega-3

La frutta secca è ricca di acidi grassi essenziali omega-3, un tipo di grassi che permette ai neurotrasmettitori che migliorano l'umore di funzionare correttamente.

Per una dose rapida, puoi anche bere olio di fegato di merluzzo. Non solo è ricco di acidi grassi essenziali omega-3, ma contiene anche le vitamine A e D. L'olio di fegato di merluzzo è disponibile anche sotto forma di pillole, quindi chiedi informazioni presso il tuo negozio di prodotti naturali per valutare le opzioni a tua disposizione.

Avena

L'avena è considerato un carboidrato buono, che rilascia triptofano. È un carboidrato buono perché, a differenza degli altri, rilascia lentamente il triptofano, che così viene anche assorbito lentamente, evitando la scarica di zuccheri derivante da un improvviso apporto di carboidrati.

Essendo un carboidrato a lento rilascio, l'avena rilascia energia nel corso dell'intera giornata, permettendoti di sentirti meglio più a lungo. La mancanza di eccessi di zuccheri elimina anche l'ansia e le oscillazioni dell'umore che ne conseguono, permettendoti di concentrarti sulle tue energie e sul tuo nuovo vigore.

L'avena, come la frutta, è anche un'ottima alternativa agli spuntini zuccherati: un biscotto di avena non solo ti dà energia, ma pulisce anche il tuo apparato digerente grazie all'alto contenuto di fibre.

Lenticchie e Spinaci

C'è un motivo se Braccio di Ferro si sente meglio quando mangia gli spinaci!

Gli spinaci e le lenticchie sono fonti naturali di vitamina B, la quale produce folato, un altro acido che aiuta a produrre serotonina.

Il folato aiuta ad alleviare la depressione clinica, e abbassa il livello di ansia, facendoci sentire sani e solari per tutto il resto della giornata.

C'è un motivo se Braccio di Ferro si sente meglio quando mangia gli spinaci!

Un'insalata piena di lenticchie e spinaci è un buon modo di concludere il pasto, perché sono anche alimenti ricchi di acqua. Gli alimenti ricchi di acqua aiutano a stimolare la digestione, quindi mangiare un'insalata dopo il pasto invece che prima aiuta a metabolizzare meglio quello che hai mangiato. Puoi anche provare a fare una zuppa di lenticchie, che è leggera e facile da digerire, e va a sommarsi alla quantità di acqua che assumi.

Una Dieta che Ti Fa Stare Bene

La maggior parte della gente trema al pensiero di iniziare una dieta, preoccupata di come potrà riuscire a mangiare meno.

Questa dieta pone l'attenzione più su cosa e quando mangiare che su quanto. Il nostro atteggiamento nei confronti del cibo varia a seconda del nostro umore, specialmente se siamo ansiosi.

Alcuni usano il cibo come una stampella, mangiando di più per sentirsi meglio, alla ricerca di quel senso di soddisfazione che si prova solo quando si è pieni. Abbuffarsi porta solo a prendere peso e a mangiare cibi sbagliati e, di conseguenza, ad avere oscillazioni dell'umore e fluttuazioni di peso.

Altri, invece, non mangiano per niente, pensando che limitare i pasti limiterà anche la loro ansia, dando loro una sensazione di controllo. Fare questo priva il tuo cervello di sostanze nutritive vitali che sono necessarie per aiutare a regolare l'umore.

Sapendo cosa mangi e come ciò che influisce su di te, inizierai a notare un cambiamento nel tuo umore che non era possibile con il tuo vecchio stile di vita. Non solo sentirai di avere più controllo, ma ti sentirai anche più ottimista in generale.

Se stai alla larga dagli alimenti che possono scatenare l'ansia, sei ad un passo dall'interrompere il ciclo dello sconforto e della depressione.

Alto Contenuto Energetico Naturale o Cibo Spazzatura?

"Se non siamo disposti a vivere nella spazzatura, perché dovremmo accontentarci del cibo spazzatura."
— Sally Edwards

Vai spesso a mangiare in un fast food? Sai anche quante calorie assumi con un normale pasto di un fast food? Probabilmente più di quanto immagini. Potrebbe anche essere la quantità totale di calorie che dovresti assumere durante tutta la giornata. Tutti quei panini, pane, salse, carni e pancetta si aggiungono alle calorie totali! E il pezzo di lattuga e la fetta di pomodoro forniscono a malapena la porzione di verdura che dovresti assumere ad ogni pasto e sono praticamente senza calorie.

"Ma io mangio pollo al fast food," dici. "Il pollo non dovrebbe farmi bene?" Il pollo da solo può avere un basso contenuto di calorie, ma in molti ristoranti fast food si mangia pollo fritto, ricoperto di pane e fritto in molto olio, che ha un altissimo contenuto di calorie. E cosa mangi con il pollo fritto? Patatine fritte!

Le patatine fritte sono uno dei peggiori "criminali" dei fast food. Di solito sono preparate con oli di infima qualità e spesso con oli "riutilizzati": oli che sono stati utilizzati più volte per friggere qualunque cosa sia capitata. Se prepari i pasti in casa, puoi mangiare patatine fritte una volta ogni tanto, perché puoi assicurarti di utilizzare olio fresco di qualità. Ma dovresti evitare di mangiarle regolarmente ai ristoranti.

Se soffri di ansia, sii consapevole degli effetti del cambiamento improvviso che il tuo corpo potrebbe subìre quando mangi cibi piccanti.

Un altro cibo spazzatura che si incontra spesso è l'hamburger. Ancora una volta, è fritto con molto olio e la qualità della carne è spesso molto bassa. Il problema con il cibo spazzatura non sono i componenti essenziali. Infatti, se presi separatamente, gli ingredienti del cibo spazzatura possono anche essere cibi "naturali". È il modo in cui vengono trattati, lavorati e cucinati che li trasforma in cibo spazzatura.

Se cucinassi le patate in una pentola a vapore o le trasformassi in crocchette di patate, certamente non sarebbero cibo spazzatura, ma sarebbero ricche di fibre e sostanze nutritive. Lo stesso possiamo dire degli hamburger. Puoi cuocere le singole parti del misto dell'hamburger, separando le carni e cucinandole come carne poco fritta da mangiare con la pasta. Aggiungi un pomodoro fresco al posto del ketchup e avrai un pasto sano e soddisfacente.

E potremmo andare avanti.

Ma cosa fare quando si è lontani da casa e si ha bisogno di un pasto veloce?

Oggi puoi mangiare un'insalata mista, un piatto di minestra e un po' di pane. Non hai bisogno di metterci sopra il burro visto che il pane ha già un buon sapore e può anche non essere fatto di frumento. Puoi anche mangiare una macedonia di frutta, che aggiunge fibre, senza l'aggiunta di zucchero bianco raffinato. Nella maggior parte dei casi, lo zucchero è solo quello della frutta stessa. Puoi anche decidere di mangiare il pollo fritto con un'insalata mista. Questa combinazione aiuta a digerire meglio il grasso del cibo fritto, in quanto l'insalata contiene foglie amare.

Se bevi un bicchiere di latte, puoi scegliere latte scremato con meno calorie. Al posto del succo di frutta, bevi acqua. Ecco di cosa ha bisogno il tuo organismo. E potrà stupirti sapere che è anche la bevanda preferita dal tuo cervello. Infatti, il cervello ha bisogno di acqua per funzionare bene.

Come vedi, il pasto di un fast food non ha bisogno di essere un cibo molto calorico. Dipende da te scegliere tra alimenti ad alto contenuto calorico con le sue implicazioni per l'organismo o alimenti sani a basso contenuto calorico. Oppure, puoi provare una combinazione di entrambi per vedere se è possibile apportare alcune piccole modifiche nel tempo per trasformarti da un fanatico di cibo spazzatura ad un fanatico del cibo sano!

Vitamine B e Ansia

"Sei quello che mangi, quindi non essere veloce, semplice finto o a buon mercato." - Anonimo

Non dimenticare che l'ansia può essere una reazione normale in situazioni stressanti. Diventa un problema solo se la provi per tutto il giorno. Allora, non è più una reazione normale, ma è diventata un'abitudine. L'ansia può derivare dalla paura di un attacco di ansia, che innesca un ciclo che si ripete. Quando l'ansia diventa una reazione abituale, deve finire o potresti fare del male a te o alla tua salute in generale.

In ogni caso, chi vuole l'ansia come compagna? Non è una buona amica! Devi trovarti nuovi "amici", attraverso uno stile di vita sano, che permetta al tuo organismo di ricevere le vitamine di cui ha bisogno per proteggerti dagli effetti negativi della tua ansia.

devi sapere che le più importanti vitamine di cui il tuo organismo ha bisogno quando è in ansia sono quelle del gruppo B. Hanno tutte un forte impatto sulla psiche, sulla condizione psicologica e sul sistema nervoso.

Prima di tutto, devi sapere che le più importanti vitamine di cui il tuo organismo ha bisogno quando è in ansia sono quelle del gruppo B. Hanno tutte un forte impatto sulla psiche, sulla condizione psicologica e sul sistema nervoso.

Ogni singola vitamina di questo gruppo gioca un ruolo particolare nel mantenere il sistema nervoso in buona salute.

Vitamina B1: detta anche tiamina. Questa vitamina migliora l'umore. È importante nel far funzionare normalmente il cuore e il sistema nervoso. La mancanza di questa vitamina può causare irritabilità. Talvolta influenza anche il livello di energia.

Vitamina B2: detta anche riboflavina. È necessaria per produrre gli ormoni antistress. Essa contribuisce anche a liberare l'energia immagazzinata nel cibo. Inoltre, è necessaria per il metabolismo delle proteine.

Vitamina B3: detta anche niacina. La sua carenza provoca instabilità mentale.

L'ansia e lo stress possono causare problemi alla pelle. Questa vitamina fornisce una protezione contro i problemi della pelle e le infiammazioni.

Vitamina B5: aiuta il corpo a produrre ormoni antistress. Dato che l'ansia è fortemente correlata allo stress, la mancanza di questa vitamina potrebbe essere la causa di più frequenti manifestazioni d'ansia.

Vitamina B6: nota anche come piridossina. Svolge un ruolo importante nel far funzionare il sistema nervoso correttamente. Se assumi una quantità insufficiente di B6, potresti provare ansia o depressione, insonnia e/o irritabilità.

Vitamina B12: gioca un ruolo importante nel fornire al cervello le sostanze chimiche che ti fanno sentire bene.

Questa vitamina è essenziale anche per la produzione dei globuli rossi.

Esistono altri tipi di vitamina B che sono ancora oggetto di studio in relazione ai loro effetti benefici sulla salute, ma finora ogni vitamina B è coinvolta nel corretto funzionamento del sistema nervoso, che a sua volta influenza direttamente l'umore. Quindi, se preferisci sentirti calmo e tranquillo, piuttosto che ansioso e irritabile, non dimenticare le vitamine del gruppo B!

La maggior parte di queste vitamine è disponibile nella sua forma naturale nelle diete della maggior parte delle culture che prevedono il consumo di carne o di altre proteine animali. È perciò consigliato ai vegani/vegetariani di integrare la loro dieta con vitamina B12.

Ci sono molte fonti di tutte le vitamine del gruppo B:

B1: germe di grano, arachidi, carne di maiale e riso integrale

B2: latte, yogurt, avocado, fegato di manzo

B3: pollo, patate, semi di girasole

B5: uova, avocado, noci, verdure verdi

B6: banane, pesce, pollo, semi in generale e cavolo

B12: tutte le proteine animali

Puoi certamente coprire le tue esigenze di vitamina B se prendi in considerazione i vari alimenti disponibili nella tua zona. Mangiando il cibo giusto è possibile proteggersi dall'ansia. Se già soffri di ansia, è possibile diminuirne la frequenza o l'intensità mangiando il cibo adatto e assicurandosi di assumere adeguati livelli di vitamine B.

Ansia e Cibo Piccante:
Riduci le spezie per accrescere
il tuo Senso di Pace

"Mangia cibo. Soprattutto piante. Non troppo."
— *Michael Pollan, Manifesto di un Mangiatore*

Speziare gli alimenti è una tradizione secolare in molte culture. Le spezie diventate "tradizionali" per una determinata cultura sono tipicamente legate al clima del luogo e sono quindi quelle che erano disponibili localmente. Tale tradizione è pure legata a questioni di igiene, in quanto un certo numero di spezie "piccanti" sono dei forti disinfettanti e sono infatti consumate principalmente in Paesi caratterizzati da climi caldi.

Quando le popolazioni diventarono più mobili, emigrando e trasferendosi in Paesi lontani dalla loro terra d'origine, portarono con se la loro cultura, compresi i loro cibi e le spezie tradizionali. Questo fu probabilmente positivo, poiché tali popolazioni erano legate alle loro abitudini alimentari sia fisicamente che mentalmente ed emotivamente. Questo rese il cibo più facile da preparare e più facile da digerire per il loro organismo.

Nel corso del tempo, cominciarono a mescolarsi con la popolazione indigena e a sviluppare nuove abitudini che hanno portato a diversi tipi di cambiamenti. Si abituarono a consumare cibi diversi e a conoscere colture di cereali e di frutta diversi e uscirono così dai confini delle proprie tradizioni alimentari. Lentamente, nel corso degli anni e dei decenni, svilupparono nuove abitudini alimentari, che permisero loro di adattarsi in modo naturale all'introduzione di nuovi alimenti e spezie.

Da allora ad oggi, non solo è possibile mangiare piatti tipici di culture diverse viaggiando in tutto il mondo, ma si può scegliere tra molti ristoranti etnici entro pochi isolati della nostra stessa città! Ci sono interi scaffali dedicati agli alimenti tradizionali di culture diverse all'interno di ogni supermercato. Non c'è mai stata una scelta alimentare tanto ampia a portata di mano.

Se soffri di ansia, sii consapevole degli effetti del cambiamento improvviso che il tuo corpo potrebbe subìre quando mangi cibi piccanti.

Questa è al tempo stesso una buona e una cattiva notizia. È esaltante poter facilmente assaggiare ogni sera, se si vuole, i piatti tipici di culture diverse ma questo può anche creare scompiglio nel tuo organismo, che non ha avuto la possibilità di adeguarsi naturalmente ai cambiamenti dietetici.

Se soffri di ansia, sii consapevole degli effetti del cambiamento improvviso che il tuo corpo potrebbe subìre quando mangi cibi piccanti. Gli alimenti piccanti sono spesso definiti "caldi" perché dilatano i vasi sanguigni, facendo fluire il sangue verso la gola e la testa. Questo può farti sentire caldo e arrossato, iniziare a sudare e anche aumentare la frequenza cardiaca. Questi segni fisici non sono pericolosi come tali, ma se sei incline all'ansia possono esacerbare i sintomi. Può essere una sensazione che provoca paura e certamente rovinerà il tuo pasto!

Se già soffri di ansia o tendi ad avere una forte reazione al cibo a cui non sei abituato, chiediti se il cibo piccante appartiene davvero alla tua cultura. In caso contrario, non mangiarlo! Scegli cibi appartenenti alla tua cultura. Il cibo piccante dovrebbe essere consumato una volta ogni tanto, ma non regolarmente se non fa parte della tua cultura. Prendi nota di ogni alimento che aumenta l'ansia e cerca di evitarlo al fine di vivere una vita più serena. Se HAI un attacco di ansia, almeno saprai che non è stato causato dalla cena!

Semi di sesamo nero: aggiungi una spezia per ridurre l'ansia e rigenerare il corpo e lo spirito

"Ma io amo i cibi piccanti," dici tu. Ok - ho la soluzione ideale per te: semi di sesamo nero.

I semi di sesamo nero sono una spezia molto antica, forse la più antica del mondo. Il loro primo uso documentato come spezia viene fatto risalire a migliaia di anni fa. Secondo una leggenda assira, gli dei bevvero vino a base di sesamo prima di creare la terra! Ed esso rappresenta ancora una fonte primaria di cibo ed è utilizzato per speziare il cibo in ogni parte dell'Asia e in alcune parti dell'Europa e dell'Africa.

I semi di sesamo sono disponibili in colori diversi, ma non tutti offrono gli stessi benefici dei semi di sesamo nero, che sono di colore scuro, piccoli e piatti. Pur essendo considerati una delizia culinaria, sono spesso utilizzati per le loro proprietà medicinali, avendo un contenuto molto alto di minerali - soprattutto calcio e ferro.

Secondo la medicina cinese, i semi di sesamo nero hanno proprietà dolci e neutre. Cosa significa questo? Come possono aiutare? Essi contribuiscono a rinvigorire lo "yin", l'energia femminile del corpo umano. Essi aiutano inoltre a rigenerare lo spirito, ciò che è di estrema importanza non solo per chi soffre di ansia ma per tutti noi. Lo spirito è la forza vitale che ci aiuta ad andare avanti nella vita.

I semi di sesamo nero possono essere della massima importanza nella nostra vita, essendo associati con il fegato e i reni. La nostra forza fisica si basa sui reni, quindi se i nostri reni non funzionano bene, la nostra forza vitale fisica viene meno. Il fegato è l'altro organo di "pulizia" del nostro organismo, ed è fondamentale per l'eliminazione delle tossine. Se i reni o il fegato vengono compromessi, le tossine possono accumularsi nel corpo, facendo aumentare i livelli di ansia e portando ad altri disordini più gravi.

L'assunzione di semi di sesamo nero aiuta il nostro corpo a purificarsi eliminando le tossine. Coloro che soffrono di ansia di solito hanno ogni genere di tossine nel corpo. Assumendo regolarmente semi di sesamo nero, l'eliminazione di tali tossine non è più un problema. Essi contribuiscono, inoltre, a regolare i movimenti intestinali, quindi possono aiutare le persone che soffrono di stitichezza.. Coloro che tendono ad avere movimenti intestinali sciolti dovrebbero tuttavia assumerli con cautela o non assumerli del tutto.

I semi di sesamo nero contengono anche elevate quantità di proteine, fosforo e magnesio e spesso sono consigliati in caso di gravi malattie, in quanto aiutano a rigenerare il corpo e lo spirito.

Semi di Sesamo Nero: Dove Trovarli e Come Prepararli

I semi di sesamo nero possono essere acquistati presso erboristerie, farmacie, mercati asiatici e alcuni negozi di alimentari che vendono spezie esotiche. Sono anche disponibili in altre forme come polveri, pillole o capsule. Siccome il loro gusto è leggermente dolce e sanno di nocciola, ti suggerisco di mangiarli nella loro forma originale. Immergi 2-3 cucchiai di semi in abbondante acqua, poi rimuovi ciò che rimane in superficie (gusci vuoti, ecc.). Butta l'acqua e cuoci i semi per cinque minuti in una tazza d'acqua. Poi lasciarli freddare e mangiali, se possibile, la mattina presto, prima della colazione. Puoi prepararne una quantità maggiore (cioè per una settimana) e tenerli nel frigorifero. Se aggiungi questi semi al tuo cibo quotidiano, presto capirai il loro valore e noterai un miglioramento complessivo dell'umore, della tua salute e del tuo benessere.

I Migliori Frutti per una Sferzata di Energia

"Resta il più vicino possibile alle fonti primarie di cibo: frutta e verdura." — *B.W. Richardson*

Con tutto lo stress che accumuliamo ogni giorno e le ansie che derivano dalla vita quotidiana che ci fanno sentire stanchi e svuotati, abbiamo bisogno di qualcosa che sia il più naturale possibile per incrementare la nostra energia. La soluzione perfetta?

La frutta!

Molte culture hanno la fortuna di avere molti frutti tra cui scegliere e molti di essi possono fornire una sferzata naturale alla nostra energia, oltre a un elevato contenuto di vitamina C. Ma non è tutto. La maggior parte di questi contengono altre vitamine e sono anche ricchi di fibre solubili in acqua. Le fibre solubili in acqua sono incredibilmente preziose: ci aiutano a digerire il cibo e ci danno più sostanze nutritive, mentre allo stesso tempo lavorano per pulire il nostro intestino, la qual cosa aumenta i nostri livelli di energia.

La frutta è davvero una scelta eccellente. Non c'è da meravigliarsi che anche gli Italiani dicano: "una mela al giorno toglie il medico di torno!" Hanno probabilmente ragione, poiché le mele forniscono una buona dose di vitamina C, che combatte efficacemente i radicali liberi e dà un forte aiuto a mantenere sano il sistema immunitario. Esiste una grande varietà di mele. Non tutte contengono la stessa quantità di vitamina C, ma tutte sono preziose. Forniscono anche lo zucchero naturale della frutta, pectina e fibre buone, che sono importanti per la digestione. E le mele sono facilmente reperibili, nei supermercati, in aeroporto, nelle stazioni ferroviarie e anche nei piccoli negozi di alimentari

Un frutto molto prezioso è il dattero. Contiene varie vitamine, minerali, oligoelementi e zuccheri.

Poi ci sono le arance e i kiwi. Entrambi forniscono la vitamina C. Le arance e tutti i tipi di frutta rossa forniscono caroteni che non solo sono antiossidanti, ma sono anche una prima forma di vitamina A, è benefica per gli occhi. Frutti di colore rosso sono uva, fragole e altri tipi di bacche. Tieni a mente, però, che le bacche sono difficili da conservare e dovrebbero essere mangiate appena comprate. Un'alternativa è quella di acquistarle surgelate. Mantengono le loro proprietà durante il processo di surgelazione e se le scaldi lentamente puoi godertele come se fossero fresche.

La frutta secca è facile da conservare e può essere combinata con frutta a guscio non salata come arachidi, noci o mandorle per creare una merenda semplice, colorata e sana. Essa offre una fonte concentrata di vitamine, minerali e antiossidanti. La frutta secca che si trova comunemente in commercio comprende mirtilli, mele, ananas, banane, ciliegie, manghi, e uva. È anche possibile trovare le pesche secche e il melone in alcuni supermercati e negozi di alimenti naturali. La frutta secca è un integratore energetico naturale e può anche essere una sana alternativa allo zucchero raffinato per i golosi di dolci. Goditi la gommosa bontà della frutta secca. Prenditi il tuo tempo, mentre assapori il gusto con la lingua. Ti accorgerai di quanto la frutta secca può essere buona!

Un frutto molto prezioso è il dattero. Contiene varie vitamine, minerali, oligoelementi e zuccheri. Potresti vivere di soli datteri, se fosse necessario. Non soffriresti di carenze alimentari e non sentiresti la fame.

Le banane sono molto ricche di magnesio e potassio. Possono contribuire ulteriormente a potenziare il livello di energia perché contengono anche carboidrati e zucchero.

Nei paesi esotici si trovano frutti difficilmente disponibili alle nostre latitudini, o solo a un prezzo molto elevato. È perciò meglio mangiare frutti locali. Se ciò non è possibile, mangia frutta che non ha percorso lunghe distanze per arrivare sulla tua tavola.

Alimenti che Contribuiscono a un Intestino Sano

"Pianta un ravanello, ottieni un ravanello, non ci sono dubbi. È per questo che mi piacciono le verdure, sai sempre cosa aspettarti."
— *Tom Jones and Harvey Schmidt*

Anche se a molti di noi non piace parlarne, uno dei fattori principali che contribuiscono all'ansia è l'incapacità di avere un transito intestinale regolare. Più abbiamo problemi, più diventiamo ansiosi, e questo a sua volta si ripercuote sulla salute del nostro intestino; possiamo passare dall'evacuazione di feci molli all'assenza di evacuazione, il che porta alla stitichezza cronica. Entrambe le condizioni possono essere migliorate con un corretto apporto di fibra.

Sai quanto sono importanti questi alimenti ricchi di fibre? Sei consapevole di quanto siano poveri la maggior parte degli alimenti? Poveri di fibre. Poveri di altri materiali che non sono digeriti, ma che favoriscono il transito intestinale. Il problema è più diffuso nei Paesi Occidentali, dove viene consumata una gran quantità di cibo industriale. La maggior parte delle persone non mangia abbastanza frutta e verdura fresca. Mangiare la quantità consigliata di frutta fresca e verdure regolarmente ci fornirebbe le fibre necessarie e potrebbe migliorare notevolmente la salute del nostro intestino e il nostro umore generale.

Le fibre che favoriscono il transito intestinale si trovano anche nelle lenticchie, nei fagioli e nella frutta a guscio. Alcuni semi sono particolarmente utili se si soffre di stitichezza, compresi i semi di lino e semi di sesamo. Anche alcuni tipi di frutta secca possono aiutarti a risolvere il problema.

Ma andiamo con ordine.

Colazione: Inizia la giornata con un bicchiere di acqua tiepida. Sorseggiala lentamente. Il modo migliore per ottenere acqua tiepida ottimale è far bollire metà dell'acqua e riempire il bicchiere con acqua fredda. Le due acque insieme creano acqua tiepida e sono costituite da molecole diverse, fornendo così all'acqua un effetto purificante. Il non bere bevande fredde di primo mattino servirà a evitare scombussolamento. Dopo il tuo bicchiere di acqua cosiddetta "yin-yang" (calda e fredda insieme,) puoi consumare la tua colazione normalmente. Idealmente, invece di bere il tradizionale bicchiere di succo di frutta, mangia un frutto fresco intero, che fornisce più fibra naturale necessaria per un intestino sano.

Snack mattutino: Invece di mangiare un biscotto nel corso della mattina, opta per una mela o un altro frutto di stagione.

Pranzo: Includi un'insalata e altre verdure, se possibile. Insaporisci leggermente con un po' di sale, un po' di pepe, aceto e un po' di olio. Utilizza l'olio di oliva, se possibile. Se sei abituato a mangiare un dessert dopo pranzo, scegli frutta a guscio naturale, senza sale. Arachidi, noci e anacardi sono tutti una buona scelta.

Snack pomeridiano: Se sei abituato a fare uno spuntino nel pomeriggio, puoi scegliere un biscotto, ma meglio se composto di chicchi di avena che forniscono più fibre.

Cena: Aggiungi più fibre alla tua cena includendo insalata e aggiungendo, il più possibile, diverse verdure bollite. Le verdure correttamente bollite fino a diventare morbide aiutano la digestione. Cerca di evitare le verdure alla griglia. Sono difficili da digerire e le loro fibre potrebbero anche disturbarti dopo il pasto al contrario delle verdure bollite che possono aiutarti.

Un transito intestinale regolare è della massima importanza in quanto aiuta ad eliminare ciò che il corpo non può utilizzare. Aiuta a purificare il tuo organismo e a mantenerti in buona salute. Pertanto, presta attenzione al cibo e tieni presente che gli alimenti ricchi di fibre sono essenziali per il tuo umore e per il tuo benessere generale.

I Migliori Alimenti per un Alito Fresco

"Non mangiare nulla che la tua bisnonna non avrebbe mangiato." — Michael Pollan

Quando ci sentiamo stressati o ansiosi, a volte il nostro organismo ne risente. Ma l'ultima cosa che desideri fare è aggiungere ulteriore stress chiedendoti se il tuo alito può risultare sgradevole agli altri o a te stesso.

L'alito cattivo può avere diverse cause, tra cui disturbi dello stomaco e dell'intestino. Ma nella maggior parte dei casi esso è legato all'igiene orale e il problema è facile da risolvere!

Il primo passo verso l'alito fresco è quello di prestare attenzione ai denti, alle gengive e alla bocca.

Lavarsi i denti regolarmente è una regola. L'utilizzo di spazzolini e filo per pulire gli spazi interdentali è assolutamente essenziale, poiché anche gli alimenti migliori e più sani possono lasciare tracce tra i denti e contribuire a un alito cattivo.

Uno yogurt al giorno toglie l'alito cattivo di torno!

Ciò che causa davvero l'alito cattivo sono i batteri che si sviluppano nella bocca o nel tratto digerente, ma questo si può curare con mezzi semplici, con qualcosa facile da mangiare come lo yogurt. Lo yogurt è un latticino fermentato prodotto con l'aggiunta di colture batteriche al latte. Esse producono acido lattico, dando allo yogurt il suo sapore aspro e la consistenza densa.

Lo yogurt offre così tanti benefici per la salute che in molti negozi di alimentari ha praticamente invaso gli scaffali dei latticini. Non solo si ottiene una dose di proteine animali, visto che lo yogurt proviene dal latte, ma "le colture di batteri attivi" utilizzate nel processo di fermentazione contengono probiotici. I probiotici sono batteri "amici" che sono naturalmente presenti nel tratto digerente e sono necessari per una salute ottimale.

Lo yogurt offre così tanti benefici per la salute che in molti negozi di alimentari ha praticamente invaso gli scaffali dei latticini.

Alcuni studi hanno dimostrato che il consumo di appena 3,2 once di yogurt (90 gr) due volte al giorno non solo riduce i livelli di idrogeno solforato e altri composti solforati responsabili dell'alito cattivo, ma possono anche eliminare i batteri che rivestono la lingua, riducendo la formazione di placca dentale che potrebbe causare l'alito cattivo e ridurre quindi il rischio di carie e gengiviti. Si ritiene che i batteri vivi dello yogurt ostacolino i batteri che producono solfuro in bocca.

Gli yogurt migliori indicano esattamente quanti fermenti vivi sono contenuti nel prodotto. I fermenti più diffusi contengono lactobacillus bulgaricus, streptococco termofilo e bifidobacteria. Diversi ceppi di questi batteri producono sapori diversi e possono avere effetti leggermente diversi sul tuo organismo. L'idea migliore è quella di provare diverse marche per determinare quella più adatta a te.

Erbe per un alito fresco

Prezzemolo e aneto sono ben noti per il loro alto contenuto di clorofilla ed entrambi rappresentano degli ottimi rinfrescanti per la bocca. Siccome il prezzemolo è spesso usato per guarnire un piatto quando mangi fuori casa, puoi facilmente sfruttare questa "mentina per l'alito" masticandolo dopo il pasto. Inghiottilo pure - manterrà il tuo alito fresco per ore! L'aneto ha anche proprietà digestive e diuretiche, quindi serve a migliorare qualsiasi pasto.

Altre erbe che puoi mangiare o semplicemente masticare dopo un pasto o durante la giornata comprendono il coriandolo, la menta, il cardamomo e il dragoncello. Se utilizzi erbe fresche, puoi anche metterle in acqua calda e berle come una tisana. Queste non solo combattono l'alitosi, ma sono ottimi digestivi. Così ottieni un doppio vantaggio!

Vitamine per un alito fresco

Mangia cibo che contiene vitamina C. Questa vitamina crea un ambiente inospitale dove i batteri non possono sopravvivere. Gli alimenti contenenti vitamina C sono arance, limoni, lime, pompelmo, broccoli e altre verdure a foglia verde come gli spinaci. Non devi necessariamente ingerire integratori perché la vitamina C è presente in molti altri alimenti non menzionati qui. Il peperone, per esempio, è una buona fonte di vitamina C e di flavonoidi che aiutano la pelle e la circolazione sanguigna.

Il miglior dessert per una buona salute e un alito fresco!

Un altro modo per pulire la bocca dopo un pasto è mangiare una mela. Infatti, il succo contenuto nella mela è in grado di pulire i denti. E li pulisce a fondo. Una succosa mela, come una Granny Smith, aiuta a superare il problema. E, dopo tutto, come già osservato, una mela al giorno toglie il medico di torno!

Sua Maestà – la Patata

*"Non devi per forza cucinare piatti eccessivi o
complicati: basta buon cibo da ingredienti freschi."*

— Julia Child

Potresti sorridere e chiederti: "Perché questo semplice
prodotto è considerato la regina, sua maestà?" Molte
persone non danno alla patata il rispetto che merita. Sto per
mostrarvi il motivo per cui detiene il titolo di pianta nobile.

Prima di tutto, la patata è la coltura vegetale numero
uno nel mondo. È conosciuta quasi ovunque e mangiata
in vari modi. Questa pianta appartiene alla famiglia delle
Solanacee. Essa comprende pomodori, melanzane, peperoni
e tomatillo. Le patate rappresentano la parte gonfia del
fusto sotterraneo, chiamato tubero. Il tubero ha la funzione
di fornire cibo per la parte a foglia verde della pianta. Se
questa pianta fiorisce e il fiore diventa frutto, sembrerà un
pomodoro, ma non può essere mangiato.

La patata offre numerosi benefici per la salute.
Purtroppo, la maggior parte della gente mangia le patate
sotto forma di patatine fritte o patatine a bastoncino,
entrambe piene di olio e grasso. Anche le patate al forno

non vengono consumate nel loro stato naturale, ma sono in genere piene di burro, panna acida, formaggio fuso o pancetta, che diminuiscono il loro potenziale sano.

Se consumata con una tale quantità di grasso, la patata contribuisce allo sviluppo di malattie cardiache, tra cui ictus e infarto. Ma senza il grasso in eccesso e senza frittura, e mangiata in modo semplice o insaporita con erbe, la patata al forno è incredibilmente sana. Essa ha poche calorie, un alto contenuto di fibre e offre un'importante protezione contro le malattie cardiovascolari e il cancro. Le analisi hanno dimostrato che è anche una delle piante più efficaci per abbassare la pressione sanguigna.

La patata ha altre qualità sorprendenti. Essa contiene 60 tipi diversi di sostanze fitochimiche e vitamine sia nella polpa e anche nella buccia

La patata è una buona fonte di vitamina C e di vitamina B6, minerali come rame, potassio e manganese, e come già accennato, una buona fonte di fibre alimentari. Oltre a questi ingredienti salutari, contiene una varietà di composti che proteggono dai radicali liberi.

La patata ha altre qualità sorprendenti. Essa contiene 60 tipi diversi di sostanze fitochimiche e vitamine sia nella polpa e anche nella buccia, sia che si tratti di patate selvatiche che di quelle in commercio. L'idea che la patata sia solo un "donatore di amido" può sicuramente essere abolita!

In realtà, le patate sono coltivate da migliaia di anni. Esse hanno avuto origine nella regione montuosa andina del Sud America. È stato dimostrato che le patate vengono coltivate dagli Indiani che vivono in queste regioni da 4-7 mila anni. La patata è una delle poche piante che possono essere coltivate ad altitudini così elevate e sono quindi diventate l'alimento di base per questi popoli. I composti presenti sono così numerosi e salutari che la patata dovrebbe essere inclusa in ogni dieta, purché non sia consumata solo come patatina fritta.

Spero che ora sia chiaro perché la patata è chiamata la regina. Essa è in realtà una "guest star" in molte cucine di tutto il mondo!

Cosa Possono Fare i Carciofi
Per la Tua Salute

"Una buona cuoca è come una maga che dispensa felicità." — Elsa Schiaparelli

Il carciofo è una vera sorpresa per quanto riguarda la nostra salute e il nostro umore. Molte persone non si rendono conto dei tanti elementi nutritivi in esso contenuti che possono contribuire a portare sollievo in molte malattie. Si presenta anche con una forma gradevole, in quanto sembra un fiore. Viene coltivato principalmente nell'area mediterranea e fu menzionato per la prima volta dagli antichi Egizi.

Cominciamo con le malattie comuni che possono essere curate con l'amaro contenuto nei carciofi. Questo amaro non è contenuto in quello che di solito si mangia del carciofo. Esso viene estratto dalle foglie secche e può essere preso come una tisana (mettendo a mollo le foglie secche) o sotto forma di pillole o compresse. L'amaro può offrire sollievo in caso di disturbi del fegato e della cistifellea. L'amaro può aumentare il flusso di bile in modo che questo sia sufficiente per affrontare la digestione dei grassi contenuti nel cibo.

La maggior parte delle persone mangia il bocciolo del fiore del carciofo che è anche il "cuore". Si può mangiare anche la polpa dalle foglie. Entrambi possiedono una quantità sorprendente di sostanze nutritive e di ingredienti utili che lo rendono degno della nostra attenzione! Questi sono i seguenti:

Vitamina C: favorisce l'assorbimento del ferro e inoltre migliora il sistema immunitario e previene raffreddori e influenza.

Pro-vitamina A: buona per gli occhi

Vitamina B1 e B6: contribuisce al corretto funzionamento del sistema nervoso

Vitamina B9: nota anche come acido folico. Il suo compito è quello di produrre nuove cellule sane nel corpo. È quindi della massima importanza.

Zinco: un minerale essenziale che svolge vari compiti nel corpo ed è quindi assolutamente necessario.

Ferro: molto importante nella produzione di nuove cellule ematiche. Le donne ne hanno più bisogno in quanto perdono ferro durante il ciclo.

Calcio: necessario per ossa e denti.

Magnesio: aiuta a produrre proteine. I carciofi contengono circa il 4% di proteine. Questa proteina è molto preziosa perché non è legata al grasso. Essendo una proteina vegetale, è pura e può essere facilmente assorbita.

Flavonoidi: antiossidanti che ostacolano la distruzione dei vasi sanguigni e/ o la formazione di depositi al loro interno. Questo è molto importante perché la placca può causare una restrizione delle arterie. Ciò significa che il sangue non può fluire correttamente e nutrire il cervello o altre parti del corpo come dovrebbe.

Oltre ai benefici di cui sopra, il carciofo è un ottimo aiuto in caso di dolori articolari e malattie metaboliche.

Se le anche fanno così male da fare fatica a camminare, le sostanze nutritive del carciofo sono in grado di contribuire a ridurre i dolori.

Quindi mangiali spesso. Goditi il loro gusto delicato e ringrazia Madre Natura per questo dono.

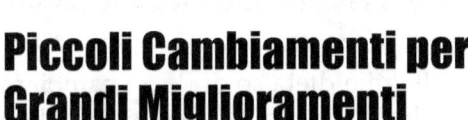

Piccoli Cambiamenti per Grandi Miglioramenti

"Una delle cose più belle della vita è che di tanto in tanto dobbiamo interrompere quello che stiamo facendo e dedicare la nostra attenzione al mangiare."
— Luciano Pavarotti

S pero che ora sarai convinto che la nostra dieta fa la differenza. Ciò che mangiamo influisce su come ci sentiamo e come ci sentiamo influisce su ciò che mangiamo. Quando ci sentiamo stressati o ansiosi, possiamo avere tendenza a mangiare troppo, troppo poco o a mangiare i cibi sbagliati. Tutte queste scelte danneggiano il nostro corpo – quel corpo che fa del suo meglio per sostenerci!

Sii gentile con te stesso e fai della cura di te stesso una priorità, esaminando la tua dieta e scegliendo una o due piccole modifiche da fare settimanalmente o mensilmente. Non cercare di apportare grandi cambiamenti in una sola volta, soprattutto se soffri di ansia, depressione o entrambe. Scegli un'idea da questo libro e impegnati a provarla per 7-10 giorni. L'atto di optare anche per una sola, piccola scelta sana invia un messaggio al corpo, alla mente e allo spirito: che sei disposto ad apportare i cambiamenti necessari per sentirti meglio e che sei pronto a riprendere il controllo della tua vita.

Poniti le seguenti domande. Non c'è bisogno di rispondere a tutte. Basta sceglierne una e vedere quali risposte ti vengono in mente mentre ci "mastichi" sopra per un po'.

1. Quali aspetti della mia dieta stanno funzionando bene per me e mi aiutano a sentirmi bene? Cosa voglio continuare a fare?

2. Quale aspetto della mia dieta so di dover cambiare per sentirmi meglio? Come posso rendere facile e divertente fare questo cambiamento?

3. A quale pasto faccio più attenzione? Cosa posso fare per rendere quel pasto più sano?

4. Quale pasto tendo a trascurare? Come posso migliorare quel pasto per prendermi più cura di me stesso?

5. Qual è uno spuntino non sano che consumo attualmente e che sono disposto a sostituire con uno spuntino sano? Che cosa mi piacerebbe?

6. Chi altro può sostenermi nel porre in atto i cambiamenti che ho bisogno di apportare alla mia dieta?

7. Come festeggerò una volta che avrò integrato alcuni cambiamenti sani nella mia dieta?

Scegli un'idea da questo libro e impegnati a provarla per 7-10 giorni.

Non sottovalutare la necessità di festeggiare e ricompensarti quando opti per i cambiamenti dietetici di cui hai bisogno per sostenere la tua salute e la tua vitalità. Il cambiamento può essere difficile quando ti senti stressato o sopraffatto, ma è assolutamente necessario. Si dice che la definizione di squilibrio sia "fare la stessa cosa e aspettarsi risultati diversi". Allo stesso modo, non è possibile continuare a mangiare le stesse cose e aspettarsi di sentirsi diversamente. Quindi, una volta che avrai assunto nuove abitudini alimentari sane, ricompensati in modo sano: comprati dei fiori ,porta una persona cara a vedere un film, rilassati con quel libro nuovo che desideravi leggere o invita a casa qualche amico offrendo loro un pasto sano cucinato da te.

Non sottovalutare la necessità di festeggiare e ricompensarti quando opti per i cambiamenti dietetici di cui hai bisogno per sostenere la tua salute e la tua vitalità.

Mangiare bene può essere facile e divertente ed è la PRIMA cosa da considerare quando ti senti in ansia - non l'ULTIMA. Il cibo buono può davvero metterti di buon umore. Provalo, ne vale la pena!

Che ne Dici di Allenarti?

"Penso che di solito, se ti alleni, la tua mente — la mia mente — si tranquillizza ed è pronta ad affrontare sfide mentali. Una volta finiti gli esercizi, mi sembra sempre di avere più calma e una maggiore autostima."
— Stone Gossard

Hai mai visto il film "La rivincita delle bionde"? La studentessa tirocinante di legge Elle Woods se ne usciva con questa incredibile difesa durante un processo per omicidio in cui l'accusata era un'istruttrice di fitness: "L'esercizio fisico fa produrre endorfine. Le endorfine fanno sentire felici... e le persone felici non uccidono i loro mariti!".

Sebbene la logica sia esagerata per ottenere l'effetto comico, c'è più di un granello di verità nel ragionamento di Elle: l'attività fisica regolare ha proprietà tranquillizzanti naturali. È noto che l'esercizio fisico aiuta non solo contro la depressione, ma anche contro l'ansia.

L'esercizio fisico come calmante naturale

Come dicevamo, l'esercizio fisico fornisce al tuo corpo le endorfine: gli anti-depressivi naturali. Oltre alle endorfine, l'esercizio fisico rilascia anche serotonina, norepinefrina e dopamina. Questi sono neurotrasmettitori che influenzano l'umore e aiutano a combattere le malattie.

I risultati sono documentati: una ricerca condotta dal dottor Andreas Stroehle, un professore assistente di psichiatria dell'ospedale universitario Charité di Berlino, ha dimostrato che l'esercizio fisico ha forti effetti anti-panico. Infatti, mettendo a confronto gli effetti di un tranquillo riposo e quelli di 30 minuti di esercizio aerobico sul tapis roulant, è stato scoperto che questo esercizio porta a una significativa riduzione degli attacchi di panico.

> *La concentrazione e la perseveranza sono abilità importanti da imparare quando si combatte contro l'ansia.*

L'effetto dell'esercizio sulla persona non è dovuto solo alle endorfine. Al di là del miglioramento fisico, l'esercizio è anche benefico per la mente.

L'esercizio fisico come meditazione del corpo

I principi di igiene mentale di cui abbiamo parlato nel secondo capitolo si applicano anche all'esercizio fisico.

L'esercizio fisico obbliga la mente a concentrarsi: l'obiettivo è raggiungere la migliore performance possibile nonostante la stanchezza o lo sfinimento. È anche una questione di perseveranza e impegno.

La concentrazione e la perseveranza sono abilità importanti da imparare quando si combatte contro l'ansia. Spesso le persone ansiose hanno difficoltà a seguire un programma di esercizio regolare a causa delle loro paure e apprensioni, così come trovano difficile vivere la loro ansia. Imparando la concentrazione e la perseveranza per raggiungere un obiettivo fisico invece che affrontare una minaccia mentale, esse sviluppano quel senso di conquista e realizzazione a cui possono fare appello quando hanno un attacco d'ansia.

Trovare Te Stesso con la Meditazione

Prenderti qualche momento per te stesso tutti i giorni è sufficiente a liberare la tua mente, ma se trovi difficile concentrarti, prova a meditare con la musica.

Alcuni trovano che ascoltare il suono di onde che si infrangono o di una leggera pioggia li rassereni. Altri invece hanno bisogno di indicazioni, quindi una registrazione con una persona che li guidi nel rilassamento è l'ideale. Ci sono CD di questo tipo in vendita nella maggior parte dei negozi di musica, ed è anche possibile scaricarli da internet.

> *Quando si pratica la meditazione è fondamentale essere persistenti.*

Quando si pratica la meditazione è fondamentale essere persistenti. Ogni giorno, devi trovare del tempo per rilassarti, interrompere la monotonia, provare nuovi esercizi: un giorno ascolta la musica, un altro fai esercizi di respirazione. Può essere qualcosa di molto semplice come fare un lungo bagno caldo alla fine della giornata.

Alcune persone, inoltre, trovano difficile la meditazione perché devono solo stare ferme, sedute o in piedi. Quando fai esercizio fisico, puoi concentrarti sui tuoi movimenti fisici per la meditazione. In questo senso, l'esercizio è una strada per la trascendenza: mentre ti alleni, la tua mente e il tuo corpo sono temporaneamente liberi dalle richieste di cui normalmente sono i destinatari.

Il fatto che l'esercizio fisico possa essere una forma di meditazione è stato utilizzato dai rimedi orientali: la maggior parte degli esercizi cinesi e giapponesi, ad esempio, è di natura meditativa.

Uno di questi metodi è il QiGong. Il QiGong è un metodo tradizionale cinese che combina il movimento fisico, una respirazione regolare e l'obiettivo di concentrarsi su particolari centri energetici del corpo.

Il QiGong tradizionale può essere difficile da apprezzare per l'occidentale medio. Per questo motivo sono state elaborate versioni di questa tecnica più a misura di noi occidentali. Una di queste versioni si chiama Spring Forest QiGong ed è stata sviluppata da un maestro cinese che risiede negli Stati Uniti. Egli ha capito che i metodi dell'Antico QiGong, usati da migliaia di anni in Cina, non vanno bene per le persone dei Paesi industrializzati, perché troppo complicati e perché la mentalità cinese non è così facile da capire. Questo maestro è Chunyi Lin.

Pochi sanno che l'esercizio è un buon metodo di disintossicazione. Anche per il solo fatto di sudare, il tuo corpo sta già espellendo tossine.

Chunyi Lin dice che questo metodo si basa su amore, perdono e gentilezza. Questi tre concetti aiutano a vivere una buona vita. Secondo Chunyi Lin, e vi invito a provarlo voi stessi, un sorriso rilassa tutto il corpo. È proprio vero. Se sorridi ogni giorno, ogni volta che puoi, otterrai subito il beneficio di un corpo rilassato. E se i tuoi muscoli sono rilassati, l'ansia non ha speranza.

Se sei interessato ad apprendere lo Spring Forest QiGong, esistono corsi, manuali, cassette e/o CD disponibili presso i centri specializzati nello Stato del Minnesota, su LearningStrategies.com e nel negozio online dello Spring Forest QiGong. www.springforestqigong.com

L'Esercizio come Disintossicazione Naturale

Pochi sanno che l'esercizio è un buon metodo di disintossicazione. Anche per il solo fatto di sudare, il tuo corpo sta già espellendo tossine. La predisposizione all'ansia può essere l'effetto delle molte tossine che circolano nel tuo organismo.

L'esercizio stimola anche il nostro sistema linfatico. Questo significa che più ci muoviamo, più il nostro corpo sarà in grado di mandare sangue ossigenato ai diversi organi. Quando tutti i nostri organi vitali funzionano al meglio, è meno probabile sentire la tensione in diverse parti del corpo.

Semplici Esercizi che Puoi Fare a Casa o al Lavoro

Molti pensano che fare esercizio voglia dire andare in palestra. Anche se non c'è niente di male nell'iscriversi a una palestra, per alcuni può essere un impegno insostenibile... e una scusa per non fare esercizio.

Ci sono altri modi per fare i tuoi esercizi senza uscire di casa né consumare ore del tuo tempo.

Sarebbe bene che ti ritagliassi un momento fisso da dedicare all'esercizio. Se non puoi, ci sono molti modi in cui puoi integrare l'esercizio fisico nella routine quotidiana.

Camminare

Se abiti vicino al tuo luogo di lavoro, scegli di andarci a piedi invece di prendere la macchina o i mezzi pubblici. Camminare, insieme alla corsa, è considerato uno dei migliori esercizi disintossicanti. Una camminata di 15 minuti al giorno può produrre miglioramenti significativi a livello fisico. Ricorda che è meglio camminare fuori, all'aria aperta, quindi, ogni volta che puoi, preferisci l'esercizio all'aperto a quello al chiuso.

Porta a spasso il cane per mezz'ora, o fai le scale invece di prendere l'ascensore per arrivare in ufficio. Se lavori a casa, usa delle lattine di conserva per fare un po' di sollevamento pesi, e cerca in internet i club podistici della tua zona.

Per un effetto maggiore e anche per socializzare di più, prova a iniziare un nuovo sport, o a insegnarne uno in un centro giovanile.

Semplici Esercizi di Stretching

Camminare è un esercizio aerobico, cioè aiuta il cuore e i polmoni. Tuttavia l'esercizio fisico non ha solo uno scopo aerobico, ma serve anche per rilassare i muscoli e aumentare la flessibilità. Prenditi del tempo per fare stretching ogni volta che puoi. Questo è particolarmente importante se fai un lavoro d'ufficio che ti porta a essere seduto tutto il giorno.

Alcuni semplici esercizi che puoi fare a casa o al lavoro sono: allungare le braccia verso l'alto, più in alto che puoi, e poi riportarle gradualmente verso di te; piegarti in avanti e cercare di raggiungere i tuoi alluci tenendo le ginocchia dritte; accucciarti e rialzarti ripetutamente.

Stare in Piedi

Sì, stare in piedi! Le ricerche rivelano che si bruciano più calorie stando in piedi che da seduti. Dunque trovare il modo di stare in piedi il più possibile ti aiuterà. Se lavori in un ufficio, rispondi al telefono stando in piedi, e, se puoi, cammina avanti e indietro. Prendere l'abitudine di fare queste cose può aiutare davvero molto.

Vuoi Davvero Recuperare la Tua Salute?

"Qual è la prima cosa che fai quando impari a nuotare? Fai degli errori, no? E che cosa succede? Fai altri errori, e quando hai fatto tutti gli errori possibili senza annegare – e alcuni li fai più di una volta – che cosa scopri? Che sai nuotare? Bene, la vita è proprio come imparare a nuotare! Non aver paura di fare degli errori, perché non c'è altro modo per imparare a vivere.
—Alfred Adler

Una scelta vera è una scelta che non si fa una sola volta; una scelta vera è quella che si continua a fare. Convivere con l'ansia può essere difficile, ma non deve essere una maledizione, né deve essere per sempre. Se apporti semplici cambiamenti al tuo stile di vita, sei già sulla buona strada per riconquistare la tua salute. Ciononostante, il percorso verso la guarigione non è facile. Gli esercizi e i consigli illustrati in questo libro non sono cure miracolose, ma linee guida per aiutarti nel viaggio di ritorno alla salute. Metterli in pratica richiede molto lavoro e disciplina, e ci saranno giorni in cui te ne dimenticherai o farai degli errori. Non importa. Quello che importa è il tuo impegno a dire addio all'ansia e a rimettere la tua vita sui binari giusti.

Quindi chiediti: vuoi davvero recuperare la tua salute?

Se sì, quanto lo vuoi? La risposta a questa domanda determinerà quanto sei intenzionato ad adattare questi cambiamenti alla tua vita, e per quanto tempo intendi mantenere l'impegno.

potrebbero esserci momenti in cui ricadi nelle tue vecchie abitudini. Va bene; basta che torni con calma alla nuova routine. Inciampare fa parte del percorso.

Invece di fare un salto gigantesco, fai piccoli passi per passare gradualmente al nuovo stile di vita.

Quelli che seguono sono alcuni suggerimenti su come aiutarti nella transizione:

Riprenditi la Salute... in 21 Giorni

Si dice che le abitudini possono formarsi in 21 giorni. Questo significa che in tre settimane puoi sia sviluppare nuove abitudini che sbarazzarti di quelle vecchie.

Fare il primo passo verso il cambiamento è sempre la cosa più difficile, quindi ecco alcune linee guida che possono aiutarti a cominciare:

1. *Fai una lista delle cose che vuoi cambiare.* Chiediti perché stai intraprendendo questo viaggio, e a che scopo. Specificando i tuoi obiettivi li renderai non solo più visibili, ma anche più raggiungibili.

2. *Scrivi un piano d'azione.* Avere una scaletta può aiutarti a seguire il tuo programma e a rendere i

prossimi giorni molto più leggeri. Pianifica i tuoi pasti per le 3 settimane a venire, e scrivi nel dettaglio quali esercizi farai e quando. Riserva alcuni momenti della giornata alla meditazione, e informa la tua famiglia per tempo al fine di limitare le interruzioni non necessarie.

3. *Tieni un diario.* Può sembrarti di dovere scrivere un sacco di cose, ma è importante annotare che cosa scatena la tua ansia e quando. Sapere che cosa causa questi episodi non solo ti aiuta a eliminarli, ma ti fa anche sentire di aver più controllo sulla tua vita, una sensazione che non hai da molto tempo.

4. *Trova un partner a cui devi rendere conto.* I primi giorni della transizione saranno difficili, quindi potresti avere bisogno di parlare con qualcuno che sappia che cosa stai sperimentando. Può essere un famigliare, un amico o un counselor. Queste persone ti serviranno anche da "promemoria viventi", aiutandoti a concentrarti sul cambiare il tuo stile di vita e a restare in carreggiata.

Anche se durante le tre settimane tutto filerà liscio, potrebbero esserci momenti in cui ricadi nelle tue vecchie abitudini. Va bene; basta che torni con calma alla nuova routine. Inciampare fa parte del percorso.

Ricorda sempre che queste prime tre settimane sono solo il primo mattone verso la guarigione, un mattone naturalmente sano e senza ansia!

Sull'Autrice

Elisabetta Reist lavora con clienti di tutte le età per liberarli dall'ansia e fare loro scoprire la pace e la gioia che viene dal liberarsi dai traumi emotivi. Il suo viaggio personale verso la pace l'ha portata a ottenere la certificazione come istruttrice di EFT, EmoTrance, Remap, Terapia Agegate e SpringForest QiGong.

Elisabetta si dedica alla condivisione degli strumenti e delle tecniche che ha scoperto sul suo cammino per spezzare il ciclo di ansia che l'aveva tenuta intrappolata per anni. Questo libro è il risultato della sua personale ricerca sul rapporto esistente tra la nutrizione, l'ansia e i risultati che si possono ottenere con una dieta sana.

Elisabetta offre lezioni private in inglese, italiano, tedesco e francese per aiutare i clienti a liberarsi dalle convinzioni limitanti e realizzare i loro sogni. Può essere contattata attraverso Skype @elisabetta.reist1 o tramite e-mail: ereist@reistlingue.com.

Visita i suoi siti: http://www.stopanxietyquick.com e http://www.kissanxietygoodbye.com per maggiori informazioni su come puoi LIBERARTI dall'ansia in soli 21 giorni e vivere la vita di gioia e di pace che meriti.

Sei pronto per iniziare a stare meglio ora? Visita uno dei siti e scarica la tua copia gratuita sui Modi più Veloci e più Semplici per Ridurre l'Ansia e accedi immediatamente alla tua registrazione sulla meditazione GRATIS sotto il menù "meditazione". Sarai felice di averlo fatto!

Bibliografia:

Bradshaw, John (1988). *"Healing the Shame that Binds You"* USA: Health Communications, Inc.

Coué, Emile (1922) *"Selfmastery though Conscious Autosuggestion"* Library for Higher Learning and Personal Development Institute.

Craig Gary, www.emofree.com

Greary, Amanda. (2001). *"The Food and Mood Handbook: Find Relief at Last from Depression, Anxiety, PMS, Cravings and Mood Swings"*. Thorsons.

Master Chunyi Lin, SpringForestQiGong, Eden Prairie MN/ USA, www.springforestqigong.com; www.bornahealer.com

McGraw, Philip C. (2001). *"Self-Matters: Creating Your Life from the Inside Out"* USA: Simon & Schuster

Pratt, Charlotte W. 85 Cornely, Kathleen (2004). *"Essential Biochemistry"* USA: John Wiley and Sons.

Scheele, Paul, www.LearningStrategies.com

Schultz, Johannes, Luthe Wolfgang: *"Autogenic Therapy: Volume 1, and "Autogenic Therapy"* Volume II: Medical Applications

Somer, Elizabeth (2004). *"The Food and Mood Cookbook: Recipes for Eating Well and Feeling Your Best"* USA: Henry Holt and Company

Taylor, C. Barr 85 Arnow, Bruce (1998). *"The Nature and Treatment of Anxiety Disorders"* USA: The Free Press.

Per le tue Annotazioni

Per le tue Annotazioni

Per le tue Annotazioni

Per le tue Annotazioni

www.ingramcontent.com/pod-product-compliance
Lightning Source LLC
Chambersburg PA
CBHW070706290526
45790CB00001B/474